U0005369

Whole Body Vibration Training

物理的正向效應
全身振動療法

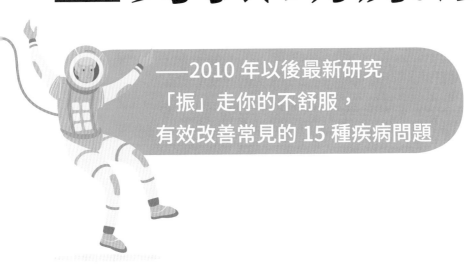

——2010 年以後最新研究
「振」走你的不舒服，
有效改善常見的 15 種疾病問題

鄭世裕 博士

原 來 博士

合 著

晨星出版

前言
Foreword

動起來，就可以遠離病痛！

　　從我們呱呱墜地之後，身體的每個細胞、器官、系統便開始無休止的運作。隨著年齡的增加，生活型態的轉變，外在環境的影響，自主的保養與訓練等等不同因素，身體各部位開始因消耗或損傷而機能下降。這時候，各種惱人的病徵逐漸出現並產生影響，進而生理影響心理，甚至是帶來經濟上的壓力。

　　除了醫療及藥物的治療之外，許多人選擇透過運動、理療、復健等非侵入性的方式，嘗試改善身體不適的狀況，亦有顯著的成效。但追根究柢，若想要延長、維持，甚至增進身體的機能，最佳的建議是持續保有運動習慣，讓影響全身各個部位運作的一大功臣，不會因為年老或病痛的限制而流失，也就是──肌肉的力量。

　　在年齡與體力都可負荷的狀態之下，主動選擇適合自己的運動方式，搭配均衡飲食，就是保有健康的第一步。但在更多情況下，會因為疾病的不適，年老力弱的因素，不願意或無法持續運動，長久積累的結果，就僅能承受苦痛，任由病魔吞噬寶貴的生命。

　　在上個世紀的太空競賽中，為了讓太空人在太空上停留的時間加長，科學家除了設計一套嚴格控管食品製程安全的系統之外，更發展出一套訓練方式，讓太空人在無重力狀態之下維持肌力，避免身體產生不良的反應。這套讓當時蘇聯太空人在外太空停留超過一年時間的力量訓練，即是本書所要介紹給讀者認識的──全身振動訓練。

　　在本書十五個章節中，將介紹全身振動訓練的起源，以及該訓練運用於各種常見的疾病治療所獲得的研究結果，藉此說明這種安全、非侵入性、利用物理原理及地心引力作用的訓練方式，如何改善病徵，促進人體健康。已有實證的疾病研究包括肥胖症、腰椎疾病、糖尿病、骨質疏鬆症、心血管疾病、老年疾病、運動神經元受損疾病以及憂鬱症等。

　　科學的研究，旨在使人們的生活更加健康、安全、順心。只要願意，不論是主動或是被動方式，我們都可以透過運動，讓身體機能保持良好狀態，維持肌肉力量，精力充沛的踏穩生命的每一步。不妨讓全身振動訓練，成為享受高品質生活，遠離病痛的好幫手！

CONTENTS

目
次

Chapter
7

老年疾病　063

Chapter
8

健身訓練增強肌力　077

Chapter
9

運動神經元的興奮性　087

Chapter
10

運動員下肢垂直力量與垂直高度　095

Chapter
11

運動傷害　101

Chapter
12

復健　107

Chapter
13

唐氏症　111

全身振動訓練的源起

> ## 本章導讀
>
> 　　為了讓太空人在無重力狀態依舊能維持肌力，因此發明了利用機械振動，將力量訓練和輔助運動有效結合在一起。這種物理性機械振動所產生的頻率和幅度，結合了共振原理，直接連結了「骨骼—肌肉—神經」三個系統，產生不同的應激性反應。同時，對於個體的肌肉爆發力、協調性、柔韌度的協調極具效果。
>
> 　　全身振動是一個正向的運動，因為人體的肌肉組織愈多，體內燃燒的熱量就愈多，新陳代謝的速度也會愈快。近年來，全身振動的推廣和研究愈來愈熱門。許多研究顯示，振動有助於增強整體健康，新近的研究也證實了這個論點。

為確保太空人在長期太空任務中的飲食安全，以及無重力狀態之下能維持正常肌力，兩項研發技術成功轉移民間，一項是標準化的食品製程管控技術，成為全球食品製造及運送產業的重要企業認證，另一項則是全身振動訓練，經過多年研究與實驗證實，能有效改善運動員協調性和眾多常見疾病的病徵。

◉ 食品安全管制系統（HACCP）

　　有益於現今生活的兩大重要發明，一開始都是為了解決太空人在太空遇到的問題，經過實驗發展之後，而今運用在專業領域當中：一是 HACCP（Hazard Analysis Critical Control Point），中文名為「食品安全管制系統」或「危害分析重要管制點」；一是全身振動訓練（Whole Body Vibration Training, WBVT）。

　　為了提供最安全的食物，避免讓太空人在外太空拉肚子，NASA 和 Pillsbury 公司共同研究，設計出一套在食品製造過程中保持衛生安全的方法，將原本使用在武器和工程的管理方法，應用於食品製造上，並且從源頭開始控管，找出可能產生食品危害的地方並加以管控，任何些微可能性的危害都嚴以監督，這就是 HACCP 的原型。

　　全球化食品製造與運送的系統鍊，經由 HACCP 技術輔導和認證，人們在食品安全上有了更多的保障。

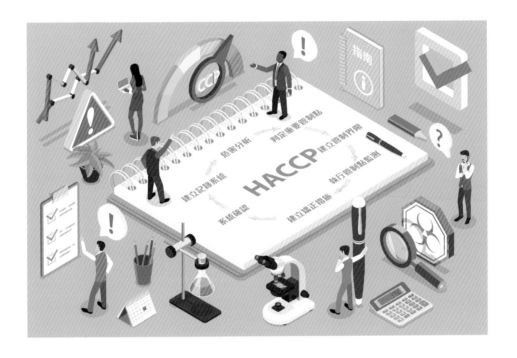

◉ 太空競賽的決勝關鍵

　　解決了食物安全的問題之外，另一個重點則是如何幫助太空人維持肌力。

　　太空人因為長期身處於無重力狀態之下，骨質密度和肌肉質量容易流失，主要是因為在微重力的環境條件之下，身體容易產生不良反應。因此當結束太空任務返回地球之後，太空人立即會感受到嚴重的力量下降，和骨密度丟失的痛苦。

　　一九七〇年代，前蘇聯科學家應用振動訓練，幫助蘇聯太空人在外太空停留長達 420 天，創下當時的紀錄。而美國，這個當時前蘇聯最強大的太空競賽對手，他們的太空人則最多只能在外太空停留 120 天即須返回地球。

振動訓練不但解決了當時太空人在太空上維持肌力的問題，如今也解決了許多民生問題。

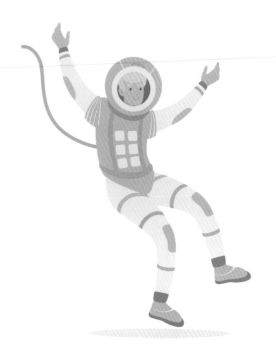

一九八七年，學者利用機械振動的方法，將力量訓練與輔助運動有效結合，展開「全身振動訓練」的各項實踐測試，相關的人體實驗研究也逐步進行。這種將「骨骼—肌肉—神經」系統聯繫起來的訓練，改變了傳統的藥物性治療的習慣。

全身振動訓練（Whole Body Vibration Training, WBVT）

「全身振動訓練」在國際上通稱 WBVT（Whole Body Vibration Training），是一種利用物理性機械振動所產生的頻率，和幅度結合共振原理，同時在外在抗阻負荷而誘發人體神經肌肉有效進行發射回饋，依據不同個體的「骨骼—肌肉—神經」，而產生不同的應激性反應，從而刺激身體中神經系統刺激性反射和興奮，產生骨骼的應力反應，而達到抗阻的功效；也對個體的肌肉爆發力、協調性、柔韌度進行有效的協調。

振動的原理是透過地心引力往上推，當推力停止時，站在上面的人會往下掉，此時再度往上推，如此來回的衝擊力道，稱為**振動訓練**。所以，振動必須控制三個變數：**方向、時間、強度**，而振動的強度由**頻率**和**振幅**決定，其強度會影響頻率與振動的振幅。單位是**地心引力**（簡稱

g 值），所謂的赫茲（Hertz, Hz）就是每秒一下，而垂直振動的振幅維持在 1-10 公釐（mm）。一般運動選手做訓練時可達 3-4 個地心引力，能有更高效率的爆發力和肌力。

振動訓練儀器是以預先設定的頻率與振幅，以產生正弦曲線（sinusoidal）的反覆振動，產生局部性或全身性的振動刺激，激發身體感覺受器，進而激活 α 神經元與肌肉收縮，募集更多運動單位的參與數量，提升肌力、爆發力及平衡的訓練效果。同時，振動刺激會引起類似增強式訓練（plyometric training）伸張—縮短循環原理（Stretch-Shortening Cycle, SSC），透過振動使肌肉離心收縮，接著快速向心收縮，刺激肌梭並降低高爾基腱器的抑制，使肌肉產生更大的收縮力，促進肌力和爆發力的發展。

⊕ 有效解決各類健康問題

全身振動訓練是一種**快速提高肌肉力量**的訓練方法。劉北湘（2011）❶ 表示，全身振動訓練引起肌肉力量的改善，主要是由振動所引起的肌肉反射性收縮，和個體克服自身重量的阻力練習共同作用的結果，這種作用效果比單一訓練方式的效果來得更好。全身振動訓練不僅能夠提高肌肉的向心收縮能力，同時也大幅的提高了肌肉的離心工作能力，而離心工作能力的提高，無疑是在振動刺激條件下，肌肉中的彈性成分得到了加強的結果。

全身振動是一個正向的運動方式，因為人體的肌肉組織愈多，體內燃燒的熱量就愈多，新陳代謝的速度也愈快。藉由全身振動訓練，Rittweger（2010）❷ 的研究指出，可以增加全身肌肉量；Milanese at al.（2013）❸ 認為還能夠改善肥胖體質；Cidem et al.（2014）❹ 的研究

顯示可增加肌肉反射和活動力；Cristi-Montero et al.（2013）❺則認為只要再配合飲食計畫，則可促進身體新陳代謝，達到減重效果；Vissers et al.（2010）❻認為還能降低內臟脂肪。

⊕ 廣泛運用與展開深入研究

回顧其源起，現在通用的全身振動訓練（Whole Body Vibration Training）在過去稱為振動療法（Vibration Therapy, VT），其發展歷史可以追溯到十九世紀上半葉，為當時法國神經科醫生 Jean-Martin Charcot 設計的振動椅，用於治療帕金森氏病。後來振動療法成為 Vitberg 公司於二〇一六年推出的世界上第一台醫療設備「Vitberg ⁺」。

全身振動訓練最近變得愈來愈流行，許多研究提供了使用振動來增強整體健康的益處的見解。回顧有關全身振動訓練的最新文獻，了解振動對人體的影響，有效的證據表明，儘管對作用的確切機制尚不清楚，**振動在改善各種醫學狀況方面是有效的**。在這種情況下，需要進一步的研究來驗證和澄清，全身振動訓練對人體健康的影響。

最新的研究顯示，Swolin-Eide 和 Magnusson（2020）❼檢視了十年來全身振動訓練對於兒童的骨骼的效應，發現這是一種**非藥物合成代謝**的方法，對於某些兒童可以增加骨質密度。至於是否會增加更多年輕人的骨質密度，則需要更長時間、更大的研究與樣本才能確定。總而言之，全身振動訓練是治癒療法的一種形式，該療法以振動為刺激，取決於其特性的振動會以特定方式影響人體，例如改變血管的彈性，改善向外周循環的血液流動，增強皮膚的血液供應，刺激淋巴循環，緩解疼痛，增加肌腱的彈性和筋膜，增加肌肉力量和柔韌性，支持新陳代謝，改善心理健康，放鬆整個機體等。全身振動訓練可用於不同的環境，例

如健身行業、醫療中心、物理療法、復健、專業運動、美容和保健應用等。振動可以用作一種新的運動形式，而這種運動正愈來愈普遍的用於改善肌肉的力量、柔韌性以及協調能力。全身振動訓練改進的幅度和廣泛範圍，為迅速開展此類研究提供了基礎。

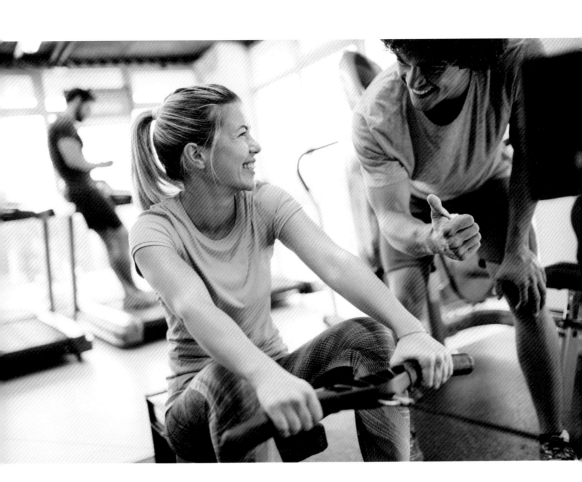

作者親身體驗心得

筆者（編者按：原來）曾居住於新北市某大型社區大樓，健身房內就有四臺全身振動機器，每次去健身房就是先做全身振動約 10 分鐘，再到電動按摩椅按摩 15 分鐘，每週兩次，為時五年。

規律使用健身房的全身振動機器的那段時間，筆者自身感覺身體狀況很好，半夜頻尿的現象有所改善，也比較有精神和體力。因為筆者幾乎沒有運動習慣，全身振動剛好給筆者一個不需要自己動，卻可以運動的絕佳機會。其間，筆者在健身房內也經常聽到長輩們一邊使用全身振動，一邊聊天談及身體各症狀改善的心得，顯見全身振動對於人體某些機能有改善的功效。

受朋友之邀，談及全身振動的研究彙整，由於筆者曾經有五年親身經歷並獲得身體健康的益處，很高興接受撰文邀約和鄭博士一起蒐集最新研究報告，分享給各位讀者。

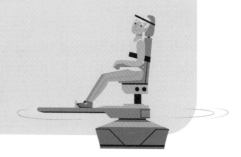

體脂肪

本章導讀

　　研究顯示，全身振動訓練對於活動力較大的年輕人來說，在降低體脂肪的方面有明顯的改善。2019 年的最新研究也支持這個論點：非酒精性脂肪肝患者經過為期六個月，總共三個流程的全身振動訓練之後，肝臟和內臟的脂肪量顯著減少。

　　承續早期的研究，最近幾年的研究也同樣支持這個論點：全身振動訓練是可以嘗試的非侵入式，且安全性較高的運動。

世界衛生組織已正式將「肥胖」定義為對造成人體健康危害的慢性病。如何維持理想身體質量指數，避免因生活型態不良使身體長期處於慢性發炎、胰島素阻抗的狀態，全身振動訓練的非侵入式內臟脂肪減重方法，是值得推薦的安全運動形式。

📍 身體質量指數（Body Mass Index, BMI）

我們所熟知的體脂肪率，就是以身高與體重比例做為肥胖的指標，BMI 是 Body Mass Index 的縮寫，中文為「身體質量指數」。同樣身高及體重的人，身體內的脂肪量可能不同，因此不能單靠 BMI 值來判定一個人的健康狀態。

體脂肪率指的是人體內的脂肪重量與體重的比例。一個人的體脂肪率高或低，並不能單靠體重的數字得知。如果一位瘦子沒有運動習慣，或經常攝取壞油脂含量高的食物，那麼就算他很瘦，體脂肪率也可能很高。

體脂肪主要包含的內臟脂肪（viceral fat）、皮下脂肪（subcutaneous fat）與血脂。早晨起床空腹時為測量與計算體脂肪率的最佳時間，結果也最為準確。體脂肪率的計算方法則如下表：

表 1

體脂肪率＝〔身體脂肪總重量／體重〕×100%

男性體脂肪率計算	〔腰圍 cm x 0.74 - 體重 kg x 0.082 - 44.74 〕/ 體重 x 100%
女性體脂肪率計算	〔腰圍 cm x 0.74 - 體重 kg x 0.082 - 34.89 〕/ 體重 x 100%

表 2

根據衛生福利部國民健康署網站提供數據，體脂肪標準依據如下表：

體脂肪標準表			
	理想體脂肪率		肥胖
性別	30 歲以下	30 歲以上	
男性	14-20%	17-23%	25% 以上
女性	17-24%	20-27%	30% 以上

表 3

BMI 身體質量指數的計算方式如下：體重〔 kg 〕／身高^2〔 m^2 〕

BMI 身體質量指數表	
偏瘦	小於 18.5
標準	18.5 ～ 24
過胖	大於或等於 24

⊕ 預防健康殺手——肥胖

　　隨著肥胖人口不斷上升，肥胖儼然是一個重要的議題，因為肥胖會增加罹患糖尿病、心血管疾病、高血壓、消化系統疾病、關節疾病等風險，甚至增加死亡率。從宏觀的角度來看，肥胖也會造成醫療資源嚴重的負擔，因此做好良好的體重控制是預防心血管疾病的最佳方式。不過，要求肥胖者養成規律而長期運動習慣，不啻是一項艱鉅而困難的任務。所以，挑選一個對於肥胖者來說，執行簡單且具有效用的運動，就是全身振動訓練。

　　體脂肪，這個健康隱形殺手的主要來源就是食物。我們吃下的食物會被身體吸收代謝，多餘的則被吸進血液裡，也就是血脂。當血液裡的

脂肪含量過高，經由身體吸收之後，則成為包覆在內臟器官、皮下組織的體脂肪。然而，體脂肪是人體所必需的營養素之一，可以提供人體活動的能量。

體脂肪又可分為**皮下脂肪**和**內臟脂肪**。內臟脂肪是指附著在腹部、胃腸周圍的腸系膜上的脂肪組織，可以支撐、固定和保護內臟。內臟脂肪率過高的原因，除了體重過重之外，也可能是飲食及作息所造成。內臟脂肪被拿來當作**代謝症候群**的指標，是高脂血症、高血壓、糖尿病等疾病的高危險群，必須要小心注意。

皮下脂肪是附著在皮膚之下的脂肪，不只能儲存脂肪，還能保護來自外界的寒冷或衝擊，將內臟維持在正常位置。形成皮下脂肪主要原因大多是「吃太多」以及「運動不足」。

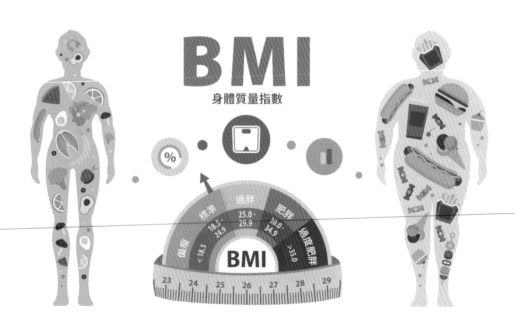

📍 阻力訓練＋全身振動，有效降低體脂肪率

由於人體運作是彈性而自有調整機能的，加上實驗研究的地域性與飲食等不同，研究的結果可供參考，但不能做為唯一證明。因此，我們必須彙整歷年來最新研究，以整體而多數的研究去勾勒出整體的大貌。Artero 等人於（2012）❽ 的研究就是這樣，本來是要研究肌肉性能改善，結果實驗樣本的表現並沒有顯著的變化，但是卻意外的發現，全身振動訓練可以有效降低體脂肪，可見作用於人體應該是有某些益處。Artero 以為期八週結合全身振動（WBV）與肌力阻力訓練（resistance training），研究其對膝伸肌（knee extensors）之肌肉表現的效果。29 名的年輕人（24 名男性，4 名女性，年齡 21.8±1.5）進行了 WBV ＋阻力訓練（稱為 WBV ＋ RES 實驗組）計畫，或相同的運動計畫但沒有使用振動〈即使用安慰劑（placebo）加阻力訓練，稱為 PL ＋ RES 實驗組〉，對參與者進行肌力（半蹲 3 次重複，3RM），膝伸肌等速測力（180°和 60° s-1）和反向運動跳躍（CMJ）等人體測量（anthropometry）的評估。

結果顯示：僅在 WBV ＋ RES 的實驗組中，體脂百分比有顯著下降 2.1%，兩實驗組肌肉質量均顯著增加，PL ＋ RES 實驗組和 WBV ＋ RES 實驗組分別增加 2.2 和 2.8 kg。在等速動力學或 CMJ 中，兩實驗組沒有觀察到顯著差異，然而肌力測試（3RM）顯著增加。在 PL ＋ RES 實驗組為 64.2kg（基線的 52%）和在 WBV ＋ RES 實驗組為 46.9kg（43%）。對活動力大的年輕人而言，在八週內的阻力訓練添加全身振動，與沒有添加振動的相同訓練計畫相比，並沒有導致大的肌肉性能改善，但是卻能夠有效的降低體脂肪，對於整體仍算有效用。

📍 健康體態的四大功臣

降低體脂肪，除了常做**全身振動訓練**之外，同時也要配合**落實飲食管理，肌肉訓練**以及**有氧運動**。

● 飲食管理

1. **均衡營養飲食。**多攝取維他命 B 群及礦物質，依據國民健康署發布的國人飲食指南，一天攝取的營養最佳比例為：碳水化合物 4：蛋白質 3：脂肪 3。

2. **攝取良好的油脂。**良好的油脂可以幫助減脂，推薦食用的油品如橄欖油、荏子油、亞麻仁油，以及鯖魚中所含的 EPA 及 DHA 等天然油脂。

3. **積極攝取營養可幫助減脂。**積極攝取食物纖維、維他命 B 群、EPA 等營養素來幫助減脂。

4. **低胰島素可以減少脂肪囤積，又稱作「低 GI 瘦身法」。**GI 是 Glycemic Index 的縮寫，意指「升糖指數」。當我們攝取高升糖指數的食物時，體內血糖會急速上升，而身體為了平衡機能，會

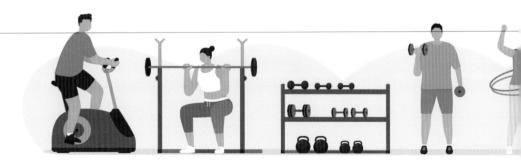

大量分泌胰島素去抑制血糖。未經過太多加工的自然食物通常都屬於低 GI 食品，可多選擇如全穀食物、綠色蔬菜、豆類等食物。

● 肌肉訓練（無氧運動）

飲食調整後，就可以開始做肌肉訓練（無氧運動）。做完肌肉訓練再做有氧運動，才會提高脂肪的燃燒率，因為做肌肉訓練會促使成長賀爾蒙分泌，而大量分泌成長賀爾蒙會使血糖值上升，促進脂肪酸的燃燒。

● 有氧運動

有氧運動是使用較少的肌肉量，大量氧氣的運動，有效燃燒作為能量來源並儲存在體內的體脂肪，對減脂的效果極佳。不過，要達到燃燒脂肪的效果，至少需要連續運動 20 分鐘。若運動的時間不夠，則無法燃燒儲存的脂肪。運動超過 20 分鐘之後，作為脂肪分解酵素的脂酶才會開始分泌，脂肪也才會開始燃燒。有氧運動如快走、慢跑、游泳、腳踏車、健身車、有氧體操、網球。室內有氧運動，如登階運動、呼拉圈、深蹲、無繩跳繩、跳舞 DVD 等練習。

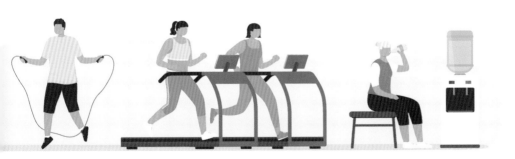

📍 有效改善脂肪肝的非侵入性運動

現代人在豐衣足食後常見的另一個困擾則是脂肪肝。Oh 等人（2019）[9] 在最近有一篇針對非酒精性脂肪肝施以全身振動訓練的研究，他們找了 25 例非酒精性脂肪肝患者，使用三個全身振動訓練的過程：

1. **準備：**大腿後側伸展、小腿伸展、側面伸展和髖關節拉伸，振動頻率 30-35Hz，振幅低，時間 30 秒，次數 1 次。
2. **拉伸力量：**深蹲後雙腿再拉寬、弓步、伏地挺身、背後臂屈伸、仰臥起坐、前棒式撐體、骨盆架橋，振動頻率 30-35Hz，振幅低，時間 30 秒，次數 1 次。
3. **按摩：**小腿、腿筋、下背部、肩膀、臉，振動頻率 40-50Hz，振幅高，時間 30 秒，次數 1 次。

整個過程維持 20 分鐘，中間沒有休息，每週 2 次，為期 6 個月。

研究結果顯示，研究組和對照組比較，研究組的體重只有下降 2.5%，但是肌肉量增加 2.6%，力量增強 20.5%，脂肪量減少 6.8%，肝臟和內臟的脂肪量也顯著的減少，分別減少了 9.9% 和 6.2%；肝硬度有大幅度降低 15.7%，發炎指標也有改善。

雖然實驗的樣本數少，仍然需要更多的研究證實，但是從大方向來看，全身振動訓練對於體脂肪，甚至脂肪肝的病徵皆有所改善，是可以嘗試的非侵入式，且安全性較高的運動。

腰痛及腰椎疾病

本章導讀

　　有鑑於腰痛的發病呈現年輕化趨勢，最新研究顯示，全身振動訓練可以改善腰椎屈肌的等長力量和腰椎伸展肌群的肌力，腰部豎脊肌最大隨意收縮的肌肉率增大了 14.5%，腰痛患者顯著減輕疼痛程度達 24.13%。

　　根據在腰部實驗進行全身振動訓練的最新研究證實，在為期八至十二週的訓練對照大多有顯著指標，說明全身振動訓練對於腰痛具有長期改善的趨勢。

由於現代人生活與工作型態的轉變，長期姿勢不正確與不均衡的飲食習慣，造成特定部位的肌群缺乏訓練，肌力不足，缺乏骨頭所需的營養，進而骨密度不足而有腰痛、腰椎疾病問題。透過全身振動訓練，將有效改善成人腰痛宿疾，增強腰部各主要肌肉的肌力能量，修正姿勢，遠離病痛。

⊕ 核心肌群力量下降的危機

腰痛是成年人健康常見的隱患，而且發病呈現年輕化、嚴重化和逐年增多的趨勢。Maher 等人（2017）[10] 和 Brinjikji 等人（2015）[11] 都表明：腰痛的發病率高達 84%，其中慢性腰痛為 23%，致殘率達 11-12%。腰痛不僅影響健康、生活品質與工作表現，也會造成沉重醫療負擔與間接的社會成本。

腰痛的發病原因很多，其中骨密度下降是導致腰痛的原因之一，因為腰椎椎體前部多為鬆質骨組成，此部位負重甚多，容易壓縮變形，使脊柱前傾，背曲加劇，形成駝背，進一步影響腰痛。

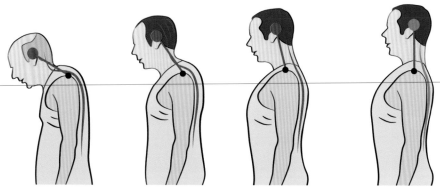

▲ 骨密度下降導致腰痛，使脊柱前傾，形成駝背。

另外，腰部周圍肌肉主要分為淺層核心肌群（例如豎脊肌、腹直肌、腹內外斜肌）和深層核心肌群（例如多裂肌和腹橫肌）。這些核心肌群在維持腰椎穩定，姿勢控制和緩衝腰部承受壓力時，扮演了重要的作用。腰部核心肌群力量的下降，進而導致腰部穩定下降，人體在做各種運動時，腰椎受到反覆微小的創傷，最終就會導致腰痛或者使得腰痛加劇。

⊕ 提高腰部肌力，預防傷害

全身振動訓練是一種新型的有效訓練方法，主要是由放置於地面上的專門振動臺（可供雙腳或單腳站立，雙手支撐或坐姿）產生振動，使其釋放的衝擊性振動刺激通過肢體傳遞到肌群上，進而增加主動肌的激活程度，並提高高閾值運動單位的生物學活性，引起參與運動單位肌群以高頻率放電，進而達到神經肌肉系統興奮性提高的訓練效果。

Maeda 等人（2016）[12] 將 20 例男性隨機分為全身振動訓練組和常規訓練組。全身振動訓練組在常規訓練動作中，同時接受全身振動訓練（振動頻率 30Hz，振幅為 4mm，每週介入 3 次，每次 30-40 分鐘）。經過八週的介入後發現，全身振動訓練組在改善腰椎屈肌的等長力量，顯著優於常規訓練組。Ye 等人（2014）[13] 研究發現，25Hz 的全身振動訓練，能顯著提高受試者腰椎伸展肌群的肌力。

這個作用機制可以推論，全身振動訓練能夠刺激神經肌肉的興奮性。當身體中肌梭受到刺激，肌纖維內的肌梭會產生強烈的興奮訊號，通過 Ia 感覺神經纖維迅速傳入脊髓的 α 運動神經元，再傳至骨骼肌纖維，激活潛在的運動單位，募集更多運動單位參與肌肉收縮，提高肌肉間協調能力與肌肉力量。

Marin 等人（2014）❶ 在研究中觀察 10Hz、30Hz、50Hz 全身振動訓練，對腹直肌、多裂肌激活的影響，通過表面肌電圖觀察各個肌肉的激活情況。結果發現，30Hz 的全身振動訓練對比非振動訓練，能顯著增加多裂肌 25% 的激活率。Blasimann 等人（2014）❶ 在研究中觀察 6 種振動頻率（2、4、6、8、10、12Hz）的全身振動訓練對腰部肌肉激活的影響。結果發現，在 12Hz 的全身振動訓練情況下，腰部豎脊肌最大隨意收縮的激活率增大了 14.5%。

del Pozo-Cruz 等人（2011）❶ 採用隨機單盲試驗，觀察全身振動訓練治療腰痛的療效，將 50 例慢性非特異性腰痛的患者，隨機分為全身振動訓練組和對照組。全身振動訓練組，振動頻率 20Hz，每次振動時間 17-40 分鐘，每週 2 次的介入，為期 12 週，採用視覺模擬疼痛評分評價疼痛程度。結果發現，對比對照組，全身振動訓練組能顯著減輕疼痛程度 24.13%（P = 0.006）。

Maddalozzo 等人（2016）❶ 將 125 例慢性非特異性腰痛患者分為兩組，常規訓練組接受腰部的牽伸訓練、核心穩定訓練、肌力和功能性訓練，全身振動訓練組在常規訓練組的基礎上增加全身振動訓練，振動頻率 20-30Hz，振幅為 0.6-1.2mm，兩組腰痛患者的病程都大於三個月，且數字模擬疼痛評分（pain numeric rating scale）都大於 7 分。研究發現，兩組腰痛患者的疼痛程度相對於治療前，都有顯著性改善，且全身振動訓練改善腰痛的程度，明顯優於常規訓練組。

王雪強（2016）❶ 將 86 例慢性腰痛患者隨機分為全身振動訓練組（振動頻率 9Hz，振動介入時間 40 分鐘）和常規訓練組，介入 12 週，每週 3 次。結果發現，全身振動訓練組在改善腰椎屈曲和伸展的本體感覺，明顯優於常規訓練組。

Maeda 等人（2016）❶ 將 20 例男性隨機分為全身振動訓練組和常

規訓練組，全身振動訓練組除了常規訓練動作之外，同時接受全身振動訓練，振動頻率 30Hz，振幅為 4mm，每週介入 3 次，每次 30-40 分鐘。經過 8 週的介入後，結果發現全身振動訓練組在改善腰椎屈肌的等長力量，顯著優於常規訓練組。Ye 等（2014）[20] 發現，25Hz 的全身振動訓練，能顯著提高受試者腰椎伸展肌群的肌力。

⊕ 建立良好習慣，遠離腰痛

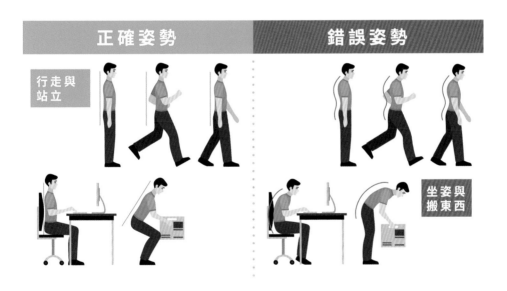

除了平時做全身振動訓練改善腰痛之外，在日常生活中，必須多注意以下正確的習慣。

- **正確的坐姿**。坐著的時候，腰桿必須挺直，緊靠椅背。
- **行走和站立**。良好的行走姿勢是抬頭，收下顎，腳尖向正前方。站立時應挺直身子，平肩收腹，並保持脊椎的自然彎曲。

- **休息和睡眠**。選擇軟硬適中的床,最好曲膝側睡。
- **提東西或搬重物**。提重物時,應將物體盡量移近,並利用腿部和肩部的力量,而且量力而為。
- **開車**。座椅宜保持膝蓋與臀部同高。
- **家事與工作**。做家事時,盡量使膝關節略微彎曲,以保持正常腰椎曲度。久坐或久站的工作,每隔一段時間應更換姿勢,活動一下。
- **運動**。適當的運動,如散步、游泳、慢跑、柔軟操。
- **保持愉快放鬆的心情。**

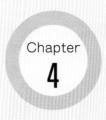

Chapter

4

糖尿病

本章導讀

　　對於糖尿病患者，全身振動訓練可能是一個合適的長期運動。最新研究顯示，糖尿病患者若接受全身振動訓練，其糖化血色素和空腹血糖有顯著下降趨勢，而且在糖尿病患者最為關心的皮膚血流量上，亦有顯著增加的效果，並進而提高血氧含量的現象。

　　針對諸多糖尿病患者所表現的病徵做個別性的研究對照，並整合所有的研究結果之後得出，全身振動訓練可成為糖尿病患者健康改善的運動選項。

第二章時曾提到過，肥胖已成為全球共通的現代文明病，更是萬病的根源。全世界人口中，每十個人就有一位患有糖尿病，肥胖與缺乏運動是罹患糖尿病的主要因素之一。為了避免飽受糖尿病帶來的各種併發症之苦，除了飲食控制之外，可透過全身振動訓練改善一氧化氮濃度及血液循環，為促進健康，控制疾病的新選擇。

現代文明病

　　糖尿病（diabetes）是一種**代謝性疾病**，這種疾病的特徵是患者的血糖長期高於標準值。高血糖會造成俗稱「三多一少」的症狀：**多食、多飲、頻尿及體重下降**。糖尿病最常分為：**一型糖尿病**及**二型糖尿病**。一型糖尿病的症狀會在一個星期至一個月期間出現，二型糖尿病則較後出現。不論是哪一種糖尿病，如果不進行治療，可能會引發許多併發症，常見病徵有視力模糊、頭痛、肌肉無力、傷口癒合緩慢及皮膚搔癢等；急性併發症包括糖尿病酮酸血症與高滲透壓高血糖非酮酸性昏迷；嚴重

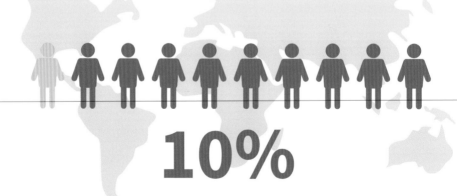

▲ 全世界約有 10% 的人口患有糖尿病，其中二型糖尿病占糖尿病患者中的 90%。

的長期併發症則包括心血管疾病、中風、慢性腎臟病、糖尿病足以及視網膜病變等。

糖尿病有兩個主要成因：**胰臟無法生產足夠的胰島素**，或者是**細胞對胰島素不敏感**。我們所熟知的二型糖尿病，剛開始是由於胰島素抵抗作用異常，如細胞對於胰島素的反應不正常或沒有反應，而胰臟本身並沒有任何病理問題。隨著病情進展，胰島素的分泌也可能漸漸變得不足。二型糖尿病過去被稱為**非胰島素依賴型糖尿病**（Non Insulin-Dependent Diabetes Mellitus, NIDDM）或**成人型糖尿病**，占糖尿病患者中的百分之九十左右，大致上的病因是體重過重或缺乏運動，因此**肥胖**可說是二型糖尿病的主要危險因子。糖尿病已經成為已開發國家的文明病之一，潛在病人數量不斷攀升，並有逐漸年輕化的趨勢。只要改變飲食和生活型態，就可減輕體重並降低罹患二型糖尿病的風險。

糖化血色素、腿部血流、身體成分、血糖控制

有氧運動能夠提高二型糖尿病患者的血流速度和血糖消耗量，因為有氧運動是促使骨骼肌肉對血液中葡萄糖的直接攝取和利用，在提高胰島素轉運血糖活性的基礎上進行降糖。Del 等人（2014）[21] 的研究證實了全身振動訓練在降低糖化血色素水平上的功效，而且這一點也在動物實驗上得到了驗證。

Sanudo 等人（2013）[22] 針對全身振動訓練對二型糖尿病患者腿部血流和身體成分的影響，將 40 例患者分為全身振動訓練組和對照組，分別檢測受試者基礎訓練，和為期 12 週訓練之後的身體成分、腰圍、腰臀比、體重、身高、體脂和去體脂重等。研究發現，全身振動訓練組的體重、腰圍、腰臀比和體脂含量顯著下降。

Del 等人（2014）[23] 針對非胰島素抵抗的人群，選取頻率漸增（12Hz-14Hz-16Hz），振時漸增 (30s-45s-60s)，振幅 4mm 的訓練方案，經過 12 週振動訓練之後，受試者的糖化血色素和空腹血糖顯著下降。而 Lee 等人（2013）[24] 利用頻率漸增（15Hz-20Hz-25Hz-30Hz），振幅 1-3mm 的振動方案，經過 6 週振動訓練之後，糖化血色素下降了 0.8%。兩項研究均顯示，全身振動訓練對於血糖控制有助益。

⊕ 潛在非藥物療法

糖尿病患者容易患有糖尿病足，那是因為神經、血管病變造成血流不暢，組織灌注減少，產生潰瘍而不易癒合，嚴重者會導致截肢。**若能提升血流量，則對患者助益甚大。**Johnson 等人（2014）[25] 利用頻率 26Hz，振幅 2mm 的垂直振動方案對 10 例老年患者進行觀察。研究發現，振動後的 5 分鐘之內，下肢皮膚的血流量呈現快速上升的趨向。Rodriguez 等人（2017）[26] 選取 54 例糖尿病患者，頻率 30Hz，每週 3 次，並加入力量和放鬆訓練，12 週的全身振動訓練之後，經皮氧分壓增加 7mmHg，敏感度也有稍許的提高。

全身振動訓練對於糖尿病患者的皮膚血流量有顯著增加的效果，根據 Johnson 等人（2014）[27] 的研究表明，糖尿病患者因高血糖引起的血管功能障礙，是導致遠端對稱性多發性神經病變（Distal Symmetric Polyneuropathy, DSPN）的因素之一。**一氧化氮是一種強大的血管擴張劑**，活性氧物質降低一氧化氮（NO）的生物利用度，導致循環減少和神經缺血。全身振動訓練可增加血液一氧化氮濃度和循環，此項研究的目的是確定低頻與低振幅（26Hz 與 2mm）的全身振動訓練，對具有 DSPN 症狀的個體，在全血一氧化氮濃度和皮膚血流量（Skin Blood

Flow, SBF）的影響。10 名患有糖尿病和下肢感覺受損的患者參與了這項交叉研究，每個研究使用全身振動訓練組和佯裝組的兩種治療條件，兩項治療間有 1 週的過渡期。在每次治療之前、之後和 5 分鐘恢復期之後抽血分析一氧化氮含量，以及雷射都卜勒成像儀掃描皮膚血流量。與佯裝組狀態相比，低頻與低振幅全身振動訓練能顯著增加皮膚血流量。治療之後與 5 分鐘恢復期之後，全身振動訓練組和佯裝條件，兩者在全血中的一氧化氮濃度並無差異。這些研究結果表明，與佯裝條件相比，糖尿病患者對全身振動訓練組的反應增加，這意味著全身振動訓練是糖尿病神經血管併發症（neurovascular complication of diabetes）的潛在非藥物療法（non-pharmacological therapy）。

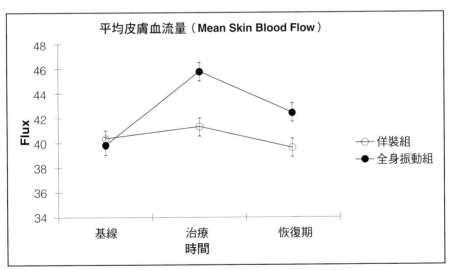

▲ 圖 1 基線，治療後和 5 分鐘恢復期後，全身振動組（WBV）與佯裝組（Sham）的平均皮膚血流量。

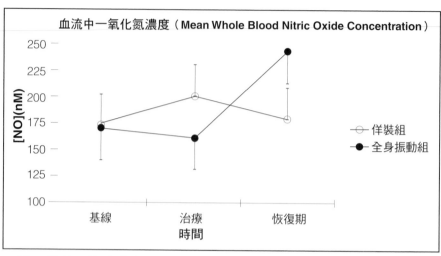

血流中一氧化氮濃度（Mean Whole Blood Nitric Oxide Concentration）

▲ 圖 2 基線、治療後和 5 分鐘恢復期後，全身振動組（WBV）與伴裝組（Sham）的血流中一氧化氮濃度。

　　以上研究顯示，全身振動訓練增加了**組織的灌注**，**誘導血管新生**，進而**提高血氧含量**，對於糖尿病足患者來說，全身振動訓練的安全性相對比較高。

⊕ 周圍神經病變與減重

　　Lee（2017）[28] 的研究中，調查全身振動訓練對周圍神經病變（peripheral neuropathy）的二型糖尿病患者，其振動感知起始值（vibration threshold）的影響。59 名糖尿病性神經病患者參加了該項研究，將他們隨機分為實驗組（n = 29）和對照組（n = 30）。實驗組進行了全身振動訓練，而對照組僅以相同的姿勢進行了下半身訓練，沒有使用全身振動，兩組訓練期間均為 6 週，透過測量感知起始值變量，以檢查訓練的效果。訓練前後，兩組的熱痛和冷痛起使值均未顯示明顯變化。實驗組

的振動知覺起始值顯示出顯著改善（降低 21%）。結果表明，全身振動訓練可以改善具周圍神經病變的二型糖尿病患者的振動感知起始值。

Erceg（2011）[29] 做了一個綜合性的實驗研究，對於超重拉丁裔男孩的空腹血糖、三酸甘油脂、膽固醇、骨質密度、腿部強度等使用兩組對照比較。他的博士論文試圖確定全身振動訓練是否可以改善經常久坐、超重拉丁裔男孩的胰島素／葡萄糖動力學、脂質分布、身體組成、腿部強度和力量。將 20 位 8-10 歲的前青春期超重拉丁裔男生隨機分為對照組（CON ＝ 9 人，9.1±0.9 歲，57.8±18.5kg）與每週 3 天，持續 10 週的全身振動訓練（VIB ＝ 11 人，9.0±0.9 年，45.7±7.8 公斤），設立基線和距離上次訓練 48 小時之後進行，避免對運動產生任何劇烈混淆的影響。通過口服葡萄糖耐量試驗確定葡萄糖／胰島素指數；使用雙能X 射線吸收法評估身體構成；使用 Keizer 腿部壓腿機評估力量；使用 Bassey 腿部伸展鑽機評估力量及身體表現；使用 t 檢驗和一般線性模型比較相關變量在組內和組間的變化。結果顯示，對照組的空腹血糖、三酸甘油脂和 VLDL（極低密度脂蛋白）膽固醇顯著降低，而壓腿力和力量增強。與基線值相比，VIB 組的總瘦體重、骨質密度、腿部強度和力量明顯增加。組間分析顯示，與全身振動訓練組相比，對照組的 VLDL 膽固醇和三酸甘油脂顯著降低。與 CON 組相比，VIB 組的總瘦體重顯著增加。這些數據表明，10 週的全身振動訓練對於改變前青春期超重拉丁裔男孩的空腹胰島素、葡萄糖、胰島素抵抗或脂質可能無效。但是，10 週的干預可能會改變超重拉丁裔男孩的身體組成，主要是總瘦體重。

血糖指數與呼吸頻率

Licurci 等人（2017）[30] 則評估了使用振動平臺對老年人血糖水平的

影響，研究對象為年齡在 60 至 75 歲之間，沒有步態障礙或運動障礙的男女志願者，並排除患有全身性疾病、肥胖、治療衝突、吸菸者以及不了解操作方法的個體。該研究包括一次全身振動，在手術即將進行之前，在基線時獲得每個參與者的心率、呼吸頻率、動脈血壓和血糖。讓志願者站立在振動平臺，使用 20Hz 的振動頻率與位移 ±6mm（軌道振動）訓練 10 分鐘。全身振動訓練結束後，立即再次收集所有數據，在基線和訓練後數據之間進行比較。透過 Kolmogorov-Smirnovest 檢驗了正態性，並在適當時使用成對的 Student's t 檢驗或 Wilcoxon 檢驗分析數據。11 名參與者（7 名男性，4 名女性）參加了該研究，平均年齡為 64.18±4.37 歲。結果表明，全身振動後血糖指數顯著下降，呼吸頻率增加。健康的老年人在 20Hz 的頻率下接受 10 分鐘的全身振動，表現出血糖指數降低，呼吸頻率增加。

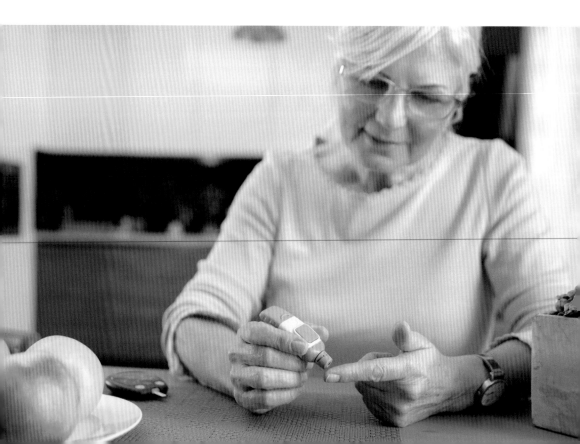

骨質疏鬆症

本章導讀

　　對於更年期和絕經後婦女骨質疏鬆症施以全身振動訓練後的研究，一直是學者關心的議題。最新的研究顯示，全身振動訓練可以提高腰椎骨密度 2.032%，也有促進骨細胞的活性，對於改善骨質疏鬆的問題，有長期往正面效應的趨勢。部分研究顯示，全身振動訓練可以延緩骨量流失，這也間接的表示有助於增加骨密度，可見這個源自於太空人在失重狀態下所研發維持肌力的新運動方式，也適用於婦女常見病徵。

隨著年齡增加，身體各項代謝性疾病逐漸影響生活。對女性來說，最常見的問題是更年期之後，因骨質減少而造成骨質疏鬆症，面臨骨折危險，以及嚴重影響行動及生活品質等隱憂。根據研究，全身振動訓練具增加骨密度和改善骨質疏鬆的正面效應，可解決不同年齡層女性的常見病癥，為適合婦女的優質長期訓練項目。

⊕ 不可逆轉的骨質流失

骨質疏鬆症（Osteoporosis, OP）是一種常見的骨代謝性疾病，主要是**骨量下降**和**骨微細結構的破壞**，使得骨的**脆性增加，增加骨折的危險性**。如果骨質過於疏鬆，即使是輕微的創傷性或無外傷的情況下，容易發生骨折。如果骨流失過多，原本緻密的骨骼會形成許多孔隙，呈現中空疏鬆的現象，使得骨骼變脆、變弱，就是所謂的「骨質疏鬆症」。

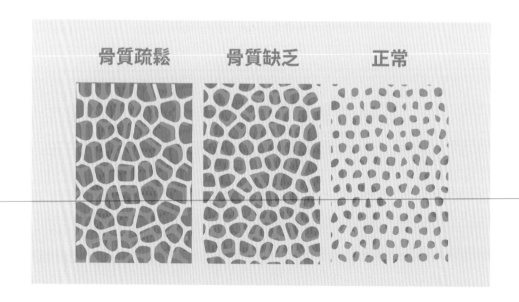

骨質疏鬆　　骨質缺乏　　正常

更年期後的女性骨質疏鬆症和骨折情形最為嚴重，因為人體骨骼的骨質大約在 20-30 歲達到最高峰，之後骨質就將逐漸減少，尤其是女性在停經後，骨質減少的速度會加快，骨質流失將更多。

根據 Gallego et al.（2015）[31] 的研究顯示，更年期女性腹部型肥胖患病率更高達 91%。薛昊罡等人（2011）[32] 和楊濤濤等人（2012）[33] 的研究顯示，女性在 35 歲左右達到峰值骨量，隨著年齡增加，其骨量逐漸減少，骨礦物質丟失加劇，老年女性人群患骨質疏鬆的概率更遠高於中青年女性。由於人體骨密度過度流失後，幾乎不可能逆轉，因此，預防女性過早的出現骨質疏鬆更顯得重要。

新近的研究，Jepsen 等人（2020）[34] 找了 35 例平均 69 歲的女性，其中有 32 位完成了為期一年的實驗，研究組是施以全身振動訓練加上副甲狀腺素 1-34，對照組只有施以副甲狀腺素 1-34。研究結果顯示，研究組三個月就有顯著的改變，在簡易機體功能評估法（SPPB）上，從 9.13±2.03 增加到 10.35±1.69，而且是朝向增加的趨勢前進。兩組的腿伸力量都有得到改善，其他則無顯著性差異，但是從此份研究資料結果看來，全身振動訓練在整體的治療過程中，仍具有輔助性的改善效果。

⊕ 年長女性為高危險群

根據衛福部的資料顯示，60 歲以上的人口中，16% 患有骨質疏鬆症，其中 80% 是女性。骨細胞需要性腺激素的滋養，才能維持正常的骨質流失和平衡的建構，但是**女性從更年期開始，雌性激素分泌急速降低，骨質流失速度將更為加快**，骨本逐漸消耗，因而更容易有骨質疏鬆的情況出現。60 歲以上女性已經絕經，再加上女性的骨質本來就比男性差，以及女性絕經後骨質快速流失，女性一般比男性長壽，所以對女性來說，日

常生活中骨質疏鬆的影響就更為困擾，可能產生脊椎壓迫性骨折，例如駝背、身高變矮，或是髖骨骨折而行動不便，嚴重影響生活品質。

目前只能預防骨質疏鬆，並沒有有效的治療方式，一旦發生骨折，就很難復原，所以老年婦女應該做好保骨的工作。**骨質密度**（Bone Mineral Density, BMD）檢查是簡要評估骨質健康狀況的快速方法，該項檢查可以確立骨質密度平均值或與標準值進行比較，計算出比較值，以判定是否有骨質疏鬆症，並判斷未來發生骨折的風險，以及評估骨質疏鬆症治療的效果。

醫生會將 BMD 檢查結果和 30 歲健康成年人的最佳（巔峰）骨質密度進行比較，計算出一個比較值──T 評分。T 評分為 0，表示骨質密度等於健康年輕人的平均值；如果 T 評分低於 0，則用負數表示，負數的值愈大，表示骨質密度愈低，未來發生骨折的風險也愈高。

表 4 世界衛生組織根據骨質密度水平對於骨質疏鬆症的分級方式

正常	骨質密度與健康年輕人的平均骨質密度相比較，差異小於 1 個標準差（+1 或 -1）。
骨量減少	骨質密度低於健康年輕人的平均骨質密度，差值在 1 至 2.5 個標準差之間（-1 至 -2.5 之間）。
骨質疏鬆症	骨質密度低於健康年輕人的平均骨質密度，差值達到或者超過 2.5 個標準差（-2.5 或更低）。
嚴重的（確定的）骨質疏鬆症	骨質密度低於健康年輕人的平均骨質密度，差值超過 2.5 個標準差，並且曾經發生過一次或多次與骨質疏鬆相關的骨折。

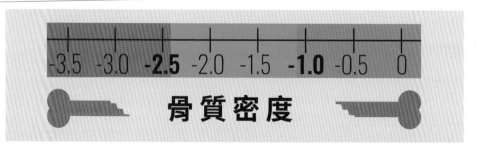

⊕ 骨質密度檢查

　　罹患骨質疏鬆症通常都沒有任何症狀，只有骨折後才發現而診斷出來。骨質疏鬆症跟骨折緊緊相連，骨折經常發生在髖部（股骨）、脊椎及手腕位置。髖部骨折是很嚴重的疾病，約有 5-20% 髖部骨折的病人會在一年內死亡，存活的病人約 50% 可能會不良於行，更嚴重則會造成永久行動不便。脊椎骨的骨折則會造成明顯的疼痛、畸形及長期的衰弱。

　　正因為骨質疏鬆平日毫無感覺，國家骨質疏鬆基金會建議以下族群要做骨質密度檢查，盡早發現骨質疏鬆的病徵，盡早做治療。

- **50 歲以上停經婦女、以及具有骨折風險因素的男性。**
- **所有 65 歲以上之女性及所有 70 歲以上男性。**
- **50 歲以後有骨折病史患者。**
- **帶有骨質疏鬆危險因子的停經後婦女。**
- **小於 65 歲就停經的婦女，且帶有骨質疏鬆危險因子。**
- **帶有骨質疏鬆危險因子的 50-69 歲男性。**
- **X 光檢查發現脊椎骨折。**
- **有背痛症狀及可能有脊椎骨折。**
- **每年身高減少 1.3 公分以上。**
- **總身高減少 4 公分以上。**

📍 預防與治療

劉國華（2017）[35] 對 25-35 歲女性做骨密度的全身振動訓練研究，採用頻率為 30Hz、50Hz，振幅為 4mm，每次 15 分鐘，每週 3 次的全身振動訓練，經過 30 週的訓練之後，不同程度提高了 25-35 歲女性腰椎和股骨近端的骨密度，尤其以 Ward's 三角區（係指內側骨小梁系統和外側骨小梁系統，在股骨頸交叉的中心區，形成一個三角形脆弱區）骨密度的變化最為顯著；而 50Hz 的高頻振動，對年輕女性骨密度的提高，優於 30Hz 的低頻訓練，且訓練時間在 20 週以上更有效。高頻全身振動訓練可作為 25-35 歲女性提高峰值骨量，預防骨質疏鬆症的介入手段，對於無暇運動或不便運動的職業女性來說是可行的健身方式。

Oliveira 等人（2016）[36] 針對全身振動訓練對於絕經後婦女骨質疏鬆療效分析，一共歸納出 15 篇論文的隨機對照實驗，發現全身振動訓練組在改善絕經後婦女腰椎骨密度的效果，顯著優於對照組，而依照 Oliveira 等人自己的實驗研究，他們使用隨機對照試驗（RCTs）的系統評價和薈萃分析，發現全身振動對停經後婦女的腰椎（lumbar spine）骨密度與股骨頸（femoral neck）的顯著影響。全身振動訓練可能有助於增加停經後婦女的骨密度，特別是當目標與腰椎區域相關時，腰椎區域是最敏感的成骨區域，其他骨骼部位似乎更依賴於可影響振動強度的不同因素。由於全身振動訓練被認為是相對安全的，不須依賴於大型機械，也幾乎沒有不良事件發生，因此可以將其作為對抗骨密度喪失的輔助治療，特別對高強度的體能鍛鍊有困難的患者來說，更為合適。

儘管全身振動訓練具有作為預防或治療骨質疏鬆症的輔助治療的潛力，特別是對於腰椎的骨密度，但理想的干預尚不清楚。未來的研究需要注意更多的方法學，特別是在分配隱藏和評估者盲測性上，更多樣本

和更長的隨訪時間也是必要的，這有助於闡明全身振動訓練對停經後婦
女骨密度的長期影響。

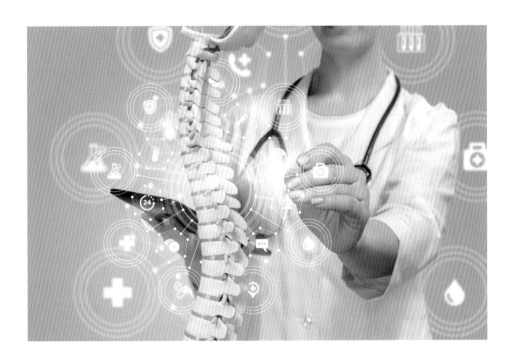

腰椎骨密度、血流量、腰痛、骨礦含量

　　Lai 等人（2013）[37] 設計了一個隨機對照實驗，將 28 例骨質疏鬆女
性，隨機分為全身振動訓練組和對照組，全身振動訓練組額外接受 30Hz
的全身振動訓練，1 週 3 次，每次 5 分鐘。經過 6 個月的介入，全身振動
訓練組腰椎骨密度增高 2.032%，對照組腰椎骨密度降低 0.046%。結果顯
示，全身振動訓練組在改善腰椎骨密度的療效上顯著優於對照組。

　　Rohlmann 等人（2014）[38] 在研究中提出，全身振動訓練可提高腰椎
骨密度，腰部的血流量，進而改善或預防腰痛的發生。Yarar-Fisher 等人

（2014）³⁹證實全身振動訓練，振動頻率 30-50Hz，振幅為 2mm，每週介入 3 次，振動時間 3-6 分鐘，可顯著提高脊髓損傷患者的血流量。血流量增加一方面可以將血鈣和其他營養物質送到骨骼，加速骨內營養供應和代謝過程，另一方面可促進成骨細胞的活性，增加成骨細胞對鈣和其他礦物質的吸收，進而提高骨骼的密度。

Herrero 等人（2011）⁴⁰針對脊髓損傷病患，分別採用 10Hz、20Hz、30Hz 進行振動訓練，訓練結果顯示，振動刺激將增加脊髓損傷病患的腿部血流量，提升肌肉質量，同時較高強度的振動刺激（20Hz 和 30Hz）會取得更好的效果。

骨質疏鬆愈嚴重，全身振動訓練的骨密度增加效應就愈明顯。Lam 等人（2013）⁴¹為了確定全身振動訓練對改善青春期特發性脊柱側凸患者骨量降低的有效性，以 149 例年齡介於 15-25 歲，青春期特發性脊柱側凸，骨密度 Z 評分均小於 -1 的女性患者，隨機分配為全身振動訓練組（61 名）和對照組（63 名），介入方案為低強度、高頻率的振動刺激，每天 20 分鐘，每週 5 次，為期 1 個月。研究顯示，全身振動訓練組患者側腿股骨頸骨密度和腰椎骨礦含量，均顯著高於對照組，全身振動訓練可以顯著提高青春期特發性脊柱側凸患者患側股骨頸骨密度和腰椎骨礦含量。

⊕ 提高骨密度

全身振動訓練之所以對於骨質疏鬆症有顯著性的效果，其作用機制應可解讀為：透過機械振動所產生的應力，直接作用於骨組織，或間接經由肌肉傳導產生的擠壓力和剪切力作用於骨組織，而這些局部的應力就足以引起骨組織產生形變，並可刺激骨祖細胞—成骨細胞的活性，在

抑制骨溶解的過程中，進而促進骨密度的增加。同時，骨骼肌在機械振動中頻繁收縮，促使大量增加肌肉血液供應，也增加骨皮質的血流量，使骨組織內的環境保持中性，這樣可以加速骨細胞中的鈣離子和其他營養物質的供應和吸收，促進骨形成。另外，透過中等強度的機械振動，可刺激和提高睪酮、生長因子等增殖性激素的血清水平，也可促進骨髓基質幹細胞向成骨細胞的增殖和分化，以增加並合成骨膠原和骨基質，因而提高骨密度。

不同年齡層女性的骨密度影響

已經有研究表明，全身振動訓練對於對改善腰椎骨密度和股骨頸骨密度有一定的效果。沈艷梅等人（2017）[42] 以 16 週為實驗週期，分三個階段進行全身振動訓練，同時設計循序漸進的動作。實驗前，實驗組與對照組 L2-L4 骨密度和股骨頸骨密度未見統計學差異；實驗結束後，運用雙能 X 射線吸收法進行檢測，訓練組 L2-L4 骨密度和股骨頸骨密度均有明顯提升，存在統計學差異。研究同時表明，全身振動訓練可以延緩骨量流失，增加骨密度。

Corrie 等人（2015）[43] 針對 60 歲以上的老年人進行正弦波形式的振動刺激，12 週訓練後的實驗結果顯示，受試者成骨能力獲得提升，腿部力量提升，跌倒風險有下降趨勢。Liphardt 等人（2015）[44] 經過一年的跟蹤研究後發現，全身振動訓練對老年女性的骨密度沒有影響，而且對老年人下肢肌力的增長具有積極的效果。Ligouri 等人（2012）[45] 對大學生人群進行了 3 個月跟蹤研究後發現，全身振動訓練能夠提高女大學生腰椎部骨密度。

李顯（2016）[46] 對 40 名 20-22 歲女大學生進行為期 16 週的全身振

動訓練發現，振動組的優勢跟骨平均骨密度值明顯提高。全身振動訓練對女大學生骨密度能夠做到保持或提高的作用。

　　潘瑋敏等人（2012）[17] 對 60 名體育專業的女大學生進行 12 週的低頻和高頻全身振動實驗後發現，全身振動刺激可明顯改善體育專業女大學生骨密度，抑制骨質的吸收，而低頻全身振動刺激則在提高女大學生骨密度方面沒有影響。

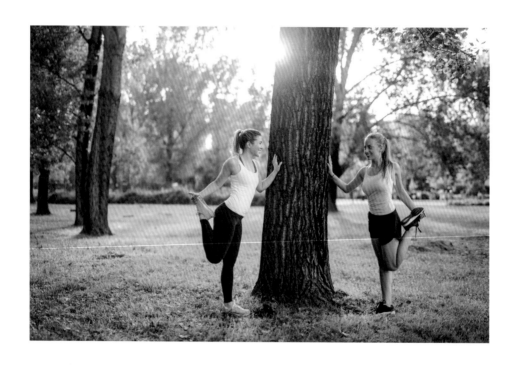

　　沈艷梅等人（2015）[18] 對 35-49 歲中青年女性，和 50-65 歲老年女性進行全身振動訓練後發現，中青年女性組間的骨密度提高幅度要高於老年女性，但是組內提高幅度，老年女性要高於中青年女性。全身振動訓練能有效提高女性下肢肌力，提升股骨頸抗骨折能力，增加女性骨量，但絕經後老年女性的訓練效果優於健康中青年女性。

陸鐵等人（2012）[49] 和萬德花等人（2010）[50] 研究發現全身振動訓練，可以降低老人跌倒和骨折發生率，是防治原發性骨質疏鬆症及其併發症的有效方法，尤其適合超重及肥胖的老年患者。李志香等人（2010）[51] 更研究發現，對於同時伴有老年骨關節疾病患者，全身振動訓練後，腰椎、股骨頭骨密度和股骨頸抗骨折能力均有所增加。

儲存骨本

骨質疏鬆症是一種沉默的疾病，患者平常不會覺察到它的存在，大多不以為意，但是只要一個輕微跌倒，或是突然過猛用力，如彎腰搬運物品，就可能造成骨折。骨折後引發嚴重的疼痛，無法行動，長期殘疾，影響健康生活品質，甚至死亡。除了以上的全身振動訓練有改善骨密度的可能性之外，其他方面也要多配合，例如在各年齡層階段，都需要攝取均衡且足夠的營養素來維持骨骼健康，更要從年輕時就要開始「儲存骨本」，多攝取骨骼健康所需的**鈣質、維生素 D3 及蛋白質**等，如乳品類、高鈣豆製品、黑芝麻及小魚乾及深綠色蔬菜等，並**保持適當體重，不吸菸**及**節制飲酒，避免過度飲用咖啡，避免熬夜**等健康生活形態。

在日常生活中，透過**適當日晒**來增加體內**維生素 D3** 轉化。一般情況下，建議每天上午 10 點以前或下午 2 點以後，陽光不是最強烈的階段晒太陽 10 到 20 分鐘，不要擦防晒乳，但注意不要晒傷。藉由晒太陽可透過維生素 D3 幫助人體從腸道中吸收鈣質，以避免骨鈣合成不足而導致骨鬆，同時也可預防多種慢性疾病的風險。

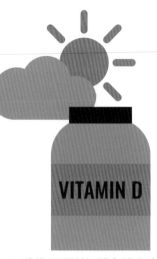

▲ 適當日晒增加體內維生素 D3。

抗阻力運動

此外，**荷重運動**可增加骨密度和強健肌肉，幫助改善身體的協調與平衡，減緩肌少症之發生，降低跌倒和骨折的風險，因此健走、慢跑、爬樓梯、舞蹈、登山、跳繩、舉啞鈴操（雙手拿約 0.5 到 1 公斤的啞鈴或同等重量之安全物品）等具有對抗地心引力之運動。

每天多做**抗阻力的運動**和做全身振動訓練都具有同等的作用，從 Zaki（2014）[52] 的研究可得知，將更年期女性分為兩組，全身振動訓練組的訓練時間為 8 個月，每週 3 次，每次 20 分鐘（頻率 16Hz，振幅 1mm，n ＝ 40），阻力訓練組的訓練時間為 8 個月，每週 3 次，每次 20 分鐘，使用 1/2、1 和 2 公斤的沙袋，訓練上半身和下半身肌肉（n ＝ 40），全身振動訓練組和阻力訓練組都可以增加更年期女性骨股大粗隆（greater trochanter）、股骨頸小梁三角（Ward's triangle）、腰椎（lumbar spine）骨質密度。

　　這樣多方面的整合規畫，再加上每天的全身振動訓練，應可改善或減緩骨密度的惡化情況。

　　預防勝於治療，平時要思索如何預防骨質疏鬆的發生，才是重要的關鍵，以下的建議可供參考：

- 每天多喝牛奶及奶製品，如布丁、優格等。
- 多吃深綠色蔬菜。
- 燉排骨湯時，可加一些醋，促使大骨中的鈣釋出。
- 每日至少有 15 分鐘至 1 小時的戶外活動或晒太陽，以增進體內維他命 D，可幫助身體中鈣的吸收，強化骨質。
- 停經婦女更須補充女性賀爾蒙、維他命 D 或 D3 及鈣片，聽從醫師處方服用來保養骨質。
- 養成良好的飲食習慣，避免喝過量的茶、咖啡等刺激性飲料。
- 定期做 X 光攝影及骨質密度檢查，提早發現骨質疏鬆，趁早儲存骨本。
- 避免不當的生活方式，如：抽菸、酗酒等。

心血管疾病

本章導讀

　　有鑑於全身振動訓練已被作為常規運動訓練的補充訓練工具，對於死因排行前端的心血管病變的研究就受到學者的關注。根據最新研究顯示，經過全身振動訓練後，大動脈收縮壓顯著降低 10mmHg，舒張壓顯著降低 5mmHg，脈壓差顯著降低 5mmHg，增強壓力顯著降低 5mmHg，增強指數顯著降低 10%，腿部肌肉推舉力量顯著上升 9%。

　　全身振動訓練對處在高血壓前期，或患有高血壓症的絕經後女性患者，在全身性和腿部的動脈硬化、血壓和腿部肌肉力量均有改善，顯見全身振動訓練對於心血管方面有正面的助益。

冠狀動脈疾病與中風，可說是人人聞之喪膽的常見心血管疾病，名列全世界十大死因的冠亞軍。此外，老年人群常見的慢性疾病——高血壓，更像顆會隨時引爆的不定時炸彈。透過全身振動訓練，可促使改善腿部動脈和肌肉力量，保持血壓、血管的穩定與彈性，與危害生命的心血管疾病保持安全距離。

疾病的種類

　　心血管的健康至關人體的生死存亡，心臟病為一種心血管病。

　　人體的心臟分為心室和心房，血液透過血管從心室輸送到身體各個部分，提供細胞營養和氧氣，之後通過血管將血液迴流到心房，帶走細胞內代謝的二氧化碳和廢物。所有血液還會經過腎臟，將代謝的廢物和二氧化碳清除出血管，轉變為尿液，儲存在膀胱。這種周而復始的過

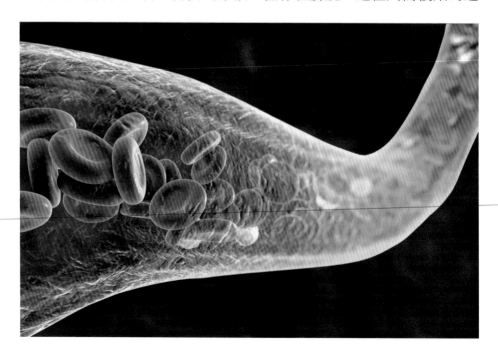

程，負責輸送血液的工具是動脈、靜脈，以及連接動脈與靜脈之間的毛細血管，因此這些血管的健康狀態至為重要。

　　會危及人體生命的心臟病是動脈疾病，例如動脈硬化症，是動脈血管內壁開始形成與濃稠的粥相似的沉積物，被稱為**動脈血斑**或**動脈粥樣化**。如果血液比正常血液粘稠且有凝塊，使得動脈出現阻塞，血液流動就會中斷。這種血流中斷的情況會在身體某些部位發生，如果發生在心臟，造成部分心臟因為缺少氧氣而死亡，就叫做**心肌梗塞**；如果發生在大腦，造成部分大腦就會死亡，就是**腦血栓**。由於大腦內的動脈非常脆弱，有時候並不是血管阻塞，而是破裂，就是**腦溢血**。腦血栓和腦溢血都稱為**腦中風**。如果血管阻塞發生在腿部，引起腿部疼痛，就叫**血栓症**。

常見病徵與預防

　　根據世界衛生組織統計，全世界十大死因排行第一和第二名分別是冠狀動脈疾病和中風。在臺灣，雖然癌症仍然占據十大死因的第一名，但心臟疾病和腦血管疾病則分別占據第二和第三名。一般民眾常會以為心臟血管疾病所指的，就是冠狀動脈疾病和心肌梗塞，但其實它所涵蓋的層面更為廣泛。除了與心臟相關的疾病外，其他涉及血管的疾病也都包含在內，例如高血壓、腦中風、周邊血管疾病等。**高血壓**也是老年人群中比較常見的慢性疾病，它和動脈硬化互為因果關係，血壓過高導致動脈硬化發生和發展，已發生硬化的血管又會造成血壓升高。

　　預防或促進心臟血管健康的不二法門眾所周知，就是規律運動，戒菸，多吃低脂且富含蔬果的飲食，以及控制「三高」（高血壓、高血糖、高血脂）。飲酒須適量，減少壓力和情緒控管同樣重要。

Park 等人（2015）[53] 表示，全身振動訓練已被作為常規運動訓練補充訓練，例如抵抗運動訓練改善骨骼肌的力量，特別是在復健領域。同時，全身振動訓練也用於檢視是否可以作為改善心血管健康的有用運動方式。一些研究報告說明，全身振動訓練不僅對肌肉力量有益，而且對老年人和疾病人群的心血管健康也有好處。

🏥 被動振動與周圍循環

振動原理可以提供人體心血管一種順著血管壁的力量，稱為**剪力**。剪力可以刺激血管內皮細胞分泌一氧化氮。一氧化氮能降低心臟血管的血小板凝結，降低白血球沾黏血管壁，也可以降低血管發炎，增加氧氣輸送而增強下肢表現。關於全身振動促使血流量增加的機制，可能是剪力的增加導致血管擴張所致，Gholoum（2015）[54] 的博士論文即探討此種機制。他在文中表示，激烈的全身振動訓練可作為新穎的運動形式，

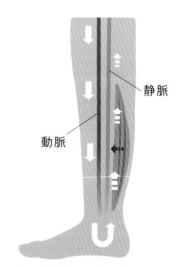

動脈

静脈

▲ 較長時間的被動振動，有助於恢復期的小腿血流。

可增加局部骨骼肌的血流量，但這種作用的機制仍不清楚，因此先研究全身振動訓練對全身血流影響的潛在機制，結果未顯示因為全身振動的急性下蹲和下蹲的血流（即前臂血流）有任何全身性影響，因為可能較高的運動強度與骨骼肌激活，導致從遠端部位（即前臂）到主要部位的血流量減少（即下肢），很難確定振動對全身心血管功能的影響。

通過涉及被動對下肢施加振動的實驗方法，可避免直接骨骼肌激活的任何影響，並且僅著重於機制的誘導作用，結果說明在振動後，踝關節收縮壓和踝肱壓力指數顯著降低。因此得到的結論為：振動透過增加血管舒張而直接影響周圍的心血管功能，但這種作用的潛在機制仍未解決。

研究了不同持續時間的被動振動對周圍循環的影響，結果表明，較長時間（即 8 分鐘）相較於較短持續時間（即 1、2 和 4 分鐘）的被動振動，導致恢復期的小腿血流明顯較高。這些數據證明，在整個恢復期間，由於持續的血管舒張反應，全身振動訓練的作用時間愈長，對周圍心血管功能的影響愈大。但隨著被動振動持續時間的延長，骨骼肌激活的影響可能會降到最低，從而直接造成局部加溫。

🏥 振動刺激與不同條件的循環

此外，試圖將被動振動對骨骼肌激活的影響，與對周圍血管系統的影響區分開，設計在有循環閉塞和無循環閉塞的情況下，分別施加被動振動，以檢查是否存在任何潛在的骨骼肌激活。結果發現，完整循環的振動，比沒有振動和閉塞，以及閉塞加振動條件，會產生更多的熱量。這些影響反映了，暴露於振動並持續到恢復期，會產生較高的皮膚溫度。這些數據證明，被動振動似乎不會引起肌肉活動的增加，被動振動引起皮膚溫度升高的機制，是由於下肢血管擴張所引起，這是通過引起血管壁的切應力增加，並導致循環血液增加而在下肢發生的情形。

總體結果表明，在振動暴露期間和之後產生的血管擴張，與骨骼肌激活的過程無關。因此推測，刺激引起了剪切應力的增加而直接作用於血管，剪切應力的增加導致血管擴張的增加，從而增加了血流量。因

此，振動刺激的主要作用為對肌肉血管床直接作用，在身體循環中沒有殘留作用。該博士論文的結果表明，振動可增強外周循環作為訓練刺激，並且在疲勞恢復的過程中發揮有益作用。

📍 振動頻率、振幅、身體姿勢、傳遞性和信號純度

對於慢性中風病患，傳遞性和信號純度的提升對於病情有很大的助益。根據 Huang 等人（2018）[35] 的最新研究，以全身振動訓練的頻率（20Hz、30Hz、40Hz），振幅（低：0.8mm，高：1.5mm）和身體姿勢（高蹲、深蹲、腳趾站立）對全身振動傳遞性和信號純度的影響，以及中風運動損傷與全身振動傳遞性和信號純度之間的關係，採用 34 名慢性中風（chronic stroke）參與者在全身振動訓練頻率、振幅和身體姿勢的獨特組合等 18 種不同條件下接受測試，分別使用 Fugl-Meyer 評估和改良 Ashworth 量表，評估下肢運動功能和肌肉痙攣狀態。九個三軸加速度計用於測量全身振動平臺，包括頭部、第三腰椎、雙側臀部、膝蓋和腳踝的加速度。研究結果表明，全身振動頻率、振幅、身體姿勢及其相互作用，明顯影響了慢性中風患者的振動傳遞性和信號純度。除了腳踝之外的所有解剖標誌中，隨著頻率的增加，振幅幅度的增加或膝關節屈曲角的增加，傳遞性會減小。除了腳趾站立時的腳踝外，在癱瘓和非癱瘓方面的傳遞性相似。在某些全身振動條件下，不太嚴重的下肢運動損傷，在癱瘓腳踝、膝關節和髖關節上有較大的傳遞性。腿部肌肉痙攣與全身振動傳遞性無顯著相關性。

在臨床實踐中，需要考慮關於治療目的的全身振動頻率、振幅以及身體姿勢。對慢性中風者而言，腳與振動平臺間的良好接觸，以及對稱

的體重分布模式，才能確保全身振動的振動傳遞性（transmissibility）與
信號純度（signal purity）。

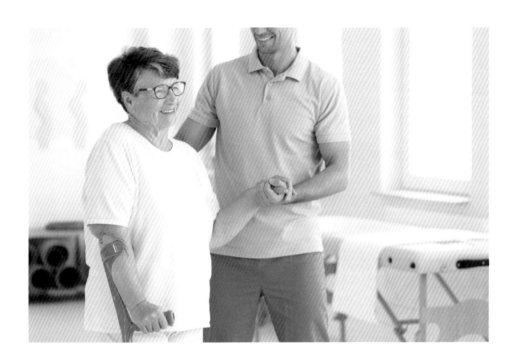

⊕ 慢性中風患者的振動訓練

　　Tankisheva 等人（2014）㊱ 以 15 例慢性中風患者實施每週 3 天，每
天 5-17 次，每次 30-60 秒，頻率為 35-40Hz，振幅為 1.7-2.5mm 的 6 週
全身振動訓練後發現，患者對 35-40Hz 的振動耐受良好，未出現不良反
應。6 週振動訓練後，患者姿態控制能力得到顯著改善，但肌肉痙攣狀
況未得到改善。

Huang 和 Pang（2019）[57] 對於慢性中風患者施以全身振動訓練研究，32 例慢性中風患者分別施以不同的振動條件，頻率：20Hz、30Hz、40Hz；振幅：0.8mm、1.5mm，其中一組為未施以全身振動訓練。在研究過程中，所有患者都沒有頭暈或疲勞等不良反應。研究結論顯示，接受全身振動訓練的慢性中風患者，其腓腸內側肌、脛前肌、內側膕旁肌，以及該肌肉群麻痺和沒有麻痺的部分，都有被激活的情況，激活的程度則依全身振動訓練的頻率、幅度和身體姿勢各有差異。

⊕ 高血壓絕經婦女的振動訓練

Figueroa 等人（2014）[58] 為了評估全身振動訓練對大動脈血管動力學和腿部肌肉力量的影響，將 28 例（年齡 56 歲 ±3 歲），上臂收縮壓（SBP）138mmHg±12mmHg，身體質量指數（BMI）33.9 kg/m2±3.7 kg/m2 的絕經後婦女，隨機分為全身振動訓練組（15 人）和對照組（13 人）。研究結果顯示，與對照組相比，全身振動訓練組大動脈收縮壓顯著降低 10mmHg，舒張壓顯著降低 5mmHg，脈壓差顯著降低 5mmHg，增強壓力顯著降低 5mmHg，增強指數顯著降低 10%，腿部肌肉推舉力量顯著上升 9%。Figueroa 等人（2014）[59] 另一實驗將 25 例處在高血壓前期，或患有高血壓的絕經後女性患者，隨機分為全身振動訓練組（13 人）和對照組（12 人），進行為期 12 週的實驗後也發現，全身振動訓練對處在高血壓前期，或患有高血壓的絕經後女性患者，在全身性和腿部的動脈硬化，血壓和腿部肌肉力量均有改善。

📍 營養攝取的重要性

　　心血管疾病可以依靠全身振動訓練做輔助運動，而平日的保健仍不可免。平日的飲食建議仍以天然食物為主，因為蔬果當中的植化素，如番茄紅素、β-胡蘿蔔素等只存在於天然食物。如果不愛吃蔬果，只補充綜合維他命，此類營養素的攝取仍是不足。

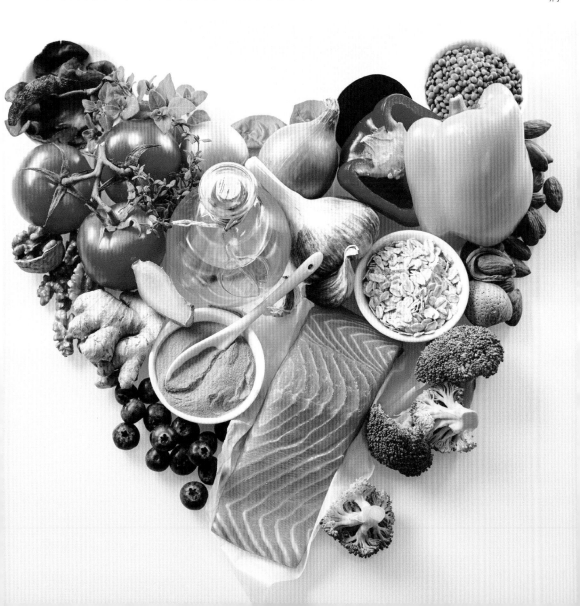

另外，挑選新鮮深海魚類，如鮭魚、鮪魚、秋刀魚或鯖魚，其內含的 Omega-3 不飽和脂肪酸能降低血管內皮發炎反應，或挑選黃豆製品，如豆腐、豆漿、豆花等抗氧化食物，降低體內壞膽固醇含量，也可以保護心血管。

　　全穀物（例如：薏仁、燕麥、糙米與雜糧飯）及高纖蔬果也屬抗氧化食物，包含十字花科蔬菜（花椰菜、高麗菜、油菜）、柑橘類水果、番茄、葡萄、木瓜與菇類等，也是優良的保護心血管的天然食物。

　　正確飲食之外，再配合規律運動、控制體重等，增加體內的好膽固醇，就能強健本身的心血管。

老年疾病

本章導讀

　　有學者曾於論文中提及，對老年族群，全身振動訓練介入具有巨大潛力，顯見老年人可能是最大的受益者。全身振動訓練對於改善老年人肌肉減少的體能表現和運動肌力，提升老年人的平衡能力或是自信度，都有不錯的表現。

　　從老年保健的角度來看，在減少疼痛和跌倒風險，改善骨密度，平衡和生活質量等方面，全身振動訓練都能給予長期而正面的協助。

因年齡增長、營養不足、長期缺乏運動的肌肉萎縮，伴隨而至的可能是容易跌倒、肢體殘疾、生活品質下降，甚至死亡等不幸意外事件。透過全身振動訓練，以被動而安全的操作方式，增加老年人運動意願及頻率，改善老年人肌力不足而引起的各種不舒服，進而增強自信度，享受出行自如的健康生活。

肌肉減少症

對於老人的研究，眾所周知的是 65 歲以上高齡者，身體功能會開始明顯的退化，而且伴隨著肌肉質量的流失，身體無法和年輕時一樣，長時間的活動、久站，而且平衡能力也會受到影響。同時，因為上肢和下肢的協調控制能力下降，所以高齡者跌倒受傷的機率增加，生活品質也會因此受到影響。

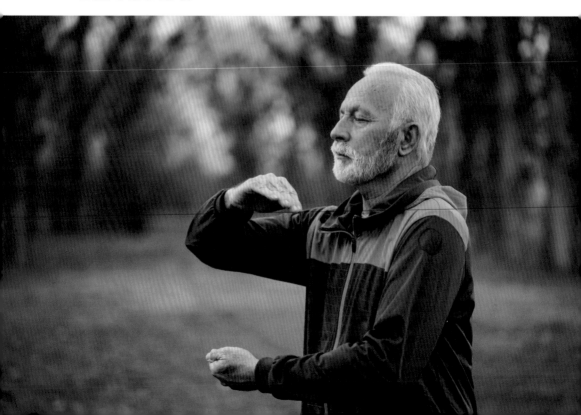

人體衰老的過程中，神經肌肉系統的結構和功能也會漸進性減退，這是一種以**肌肉質量**、**體積**以及**肌肉力量下降**為主要特徵的**中老年人群高發病症**。肌少症的臨床後果是使老年人更加虛弱，步態異常，平衡功能下降。

平衡能力下降和下肢肌力的衰退造成老年人容易跌倒。長期進行太極拳、五禽戲、抗阻力量訓練等，一般來說都可取得不錯的肌力維持成果。然而，絕對力量的退化會影響老年人的行動能力，尤其在日常活動中，人體需要有強度而短促的肌肉力量，因此肌肉爆發力在人體活動中有扮演重要角色，但老年人的肌肉更容易疲勞，所以對老年人來說，改善肌力相當重要。

振動訓練對肌肉系統的作用

使用全身振動訓練協助老年人增強肌肉功能，是目前新興的訓練方法，利用機械式的垂直振盪以引發肌肉快速的向心和離心收縮，可達到刺激神經肌肉系統的效果。其作用機制是振動刺激可反覆擠壓髖、膝、踝關節，牽拉周圍韌帶與肌腱，增加本體感受，同時引起股四頭肌、臀大肌、腰背肌等伸肌群肌梭興奮，加速肌質網放 Ca^+，促進運動單位募集，增強肌力，加強下肢負重，使個體更好的維持平衡。髂腰肌和脛骨前肌等進一步激活時，能使患側下肢能快速、有效的廓清地面，完成擺動相。振動刺激也能誘導 Ia 傳入神經產生突觸前抑制，減少神經遞質釋放，結合微蹲牽拉，降低股四頭肌、跖屈肌等高張力肌群牽張反射興奮性，改善其靈活性，使個體步行時，雙下肢能夠更有效和協調的完成交替擺動。在中樞層面，振動能夠將刺激通過骨骼傳遞至大腦，激活中央前回運動區，建立新突觸，引起中樞重塑，重新支配患側下肢，增加

雙側肌群間的協調性，提升步行能力。

Perchthalter（2014）[30] 在其博士論文中得出結論，「對老年族群，全身振動訓練介入具有巨大潛力」。全身振動訓練可以防止並保留下肢的功能強度損失，因為負重訓練比坐著的機器訓練具有更多的遺留效果。全身振動訓練應該是物理治療師和健身專業人士的替代選擇，並可以用於各種臨床不適，例如骨質疏鬆症、骨關節炎或肌肉減少症，以及手術前後的治療應用。全身振動訓練參數的最佳劑量需要進一步評估，以確定正確的干預時間、次數、大小和持續時間，可以使用 Borg 量表來評定感覺運動率（Rate Perceived Exertion, RPE）並修改訓練設置。全身振動訓練對於大多數人來說，似乎是一個安全可行的訓練計劃，因此未來的研究需要建立安全有效的方案，並建立全身振動訓練的長期效果。

老年肌肉減少症的體能表現

歷年以來的研究都顯示，全身振動訓練對於改善老年人肌肉減少症的體能表現，有不錯的表現。根據 Wei 等人（2017）[31] 的研究，目的在確定全身振動的頻率和時間，是否影響其對肌肉減少症（sarcopenia）患者的身體表現。將 80 名患有肌肉減少症的社區老年人隨機分為 4 組，即低頻（LG：20Hz×720s）、中頻（MG：40Hz×360s）、高頻（HG：60Hz×240s）和對照（CG：無額外訓練）組，進行為期 12 週的全身振動訓練和 12 週的隨訪。在基線、干預中期、干預後、中期隨訪和最後隨訪中進行評估，進行 5 次重複的坐與站，10 公尺自我喜好速度步行測試，以及定時行走測試。研究結果顯示，在定時行走測試中存在顯著的（時間 × 組）交互效應。經過 12 週全身振動訓練後，中頻組和對照組之間所有結果變量的組間差異，由基線上的變化百分比是顯著

的。隨著振動總數的控制，中頻（MG：40Hz×360s）全身振動的組合對肌肉減少症患者的體能表現最佳。

📍 靜態平衡、動態平衡與功能性平衡

姿勢控制是神經系統和肌肉骨骼系統共同作用的結果，係指控制身體在空間的位置，以達到穩定性和方向性的目的。平衡功能就是屬於其穩定性的目的，是指控制身體中心與支撐面關係的能力。眾多研究結果顯示，全身振動訓練導致老年人平衡功能提高呈現在**靜態平衡、動態平衡**以及**功能性平衡**三方面。

靜態平衡方面，Iwamoto 等人（2012）[42] 的研究顯示，全身振動訓練能夠提高單腳站立成績；動態平衡方面，Beck 等人（2010）[43] 採取的是腳跟貼腳尖行走測試，發現訓練前後，平衡成績提高 10.4%；功能性平衡方面，Orr（2015）[44] 的 TUGT 起立─行走計時測試，Lee 等人（2013）[45] 的 Berg 平衡測試，Tinetti 平衡測試，FRT 功能性前伸測試，以及各種姿勢標記法都顯示，全身振動訓練能夠提高受試者的平衡功能。

改善老年人的運動肌力，提升老年人的平衡能力或是自信度，對於老年保健就有莫大的助益。Lam 等人（2018）[46] 的研究進行評估，綜合運動計畫是否有效改善機構單位之老年人的身體機能，以及增加全身振動是否可帶來額外的治療效益。他們共找到 73 名老年人（40 名女性，平均年齡：82.3±7.3 歲）參加了這項研究，參與者被隨機分為三組：（1）結合全身振動的體力和平衡計畫組，（2）沒有全身振動的體力和平衡計畫組，（3）只有上肢運動的社交與娛樂活動組。所有參與者在 8 週的時間裡，每週完成 3 次訓練，在基線和 8 週後立即評估活

動性、平衡、下肢力量、行走耐力，和自我感知平衡自信度（balance confidence）等項目，同時在訓練期結束後的一年內，記錄需要就醫的跌倒發生率。

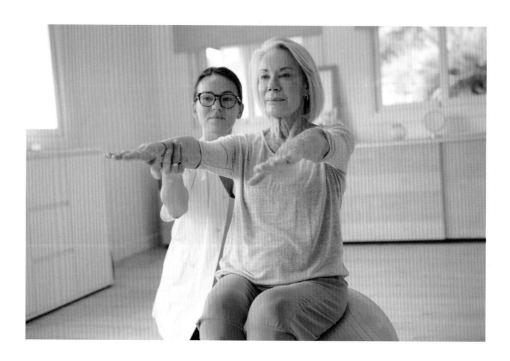

◉ 運動性能、下肢肌肉力量及動態平衡

Schlee 等人（2012）⑥⑦ 研究短時全身振動訓練對健康受試者足部振動敏感性的影響，以及評估全身振動訓練對單腿站立時的平衡能力的影響。以 30 名年輕健康受試者進行實驗，在 4 分鐘全身振動訓練（27Hz，2mm 水平振幅）的單次訓練之前和之後，測量振動感知起始值（vibration perception threshold）和平衡。在足底區域（第一和第五蹠

骨頭和足跟）的三個解剖位置處，以 200Hz 來測量起始值，以及使用在安靜的單腿站立時，由壓力中心（the Center of Pressure, COP）所描述的長度與面積來量化身體平衡。儘管在所有測量位置，全身振動訓練後振動起始值顯著增加，但全身振動訓練後，平衡相關參數卻顯著減少。結果說明，全身振動訓練期間使用的高於起始值的正弦振動，不是刺激或改善振動靈敏度的適當策略。全身振動訓練後的平衡能力改善，可能來自神經肌肉動作機制，而不是增加足部敏感性。對健康年輕者而言，全身振動訓練可改善足部敏感度以及平衡表現，因此全身振動訓練仍然是提高運動性能的有效策略。

研究發現，下肢力量在（時間 × 組）數值的顯著相互作用（5 次坐與站測試），僅運動組顯示改善（前測：35.8±16.1 秒，後測：29.0±9.8 秒），相較對照組的體力下降（測試前：27.1±10.4 秒，測試後：28.7±12.3 秒）。結合全身振動的運動組在平衡自信度（測試前：39.2±29.0，測試後：48.4±30.6 秒）中比僅運動組（測試前：35.9±29.0，測試後：38.2±26.5）明顯具有更好的結果。運動訓練有效改善了老年人的下肢力量，但增加全身振動並沒有增強其效果。全身振動可以在不增強實際平衡表現的情況下，提高平衡自信度。

吳柏翰等人（2013）[63] 也有相同的研究成果，為期 6 週，每週 3 次振動訓練，其中包含每個動作伸展 30 秒，每組伸展動作間隔 1 分鐘，每組動作重複 3 次，伸展時輔以（頻率 25Hz，振幅 1.5mm）振動訓練，共 7 組訓練動作。訓練結果發現，低頻振動加上伸展訓練，可以顯著改善女性高齡者下肢肌肉力量，動態平衡能力。

⊕ 預防跌倒的姿勢控制及平衡能力

　　全身振動訓練在增加肌肉強度／力量，靈活性和步態速度，改善骨密度、平衡和生活質量，以及疼痛和跌倒風險減少等效益方面，均有研究報導。其促進肌肉功能提升的機制，主要來自類似伸張反射之張力性振動反射作用原理，刺激肌肉產生微小的張力。同時，振動刺激會引起肌肉纖維產生類似增強式訓練中伸張—收縮循環的現象。透過振動使肌肉離心收縮，接著快速的向心收縮，藉由刺激肌梭的興奮與降低高爾基腱器的抑制，使肌肉產生更大的收縮力，而促進肌力和爆發力的發展。

　　Bemben 等人（2018）[69] 的研究考慮臨床和薈萃分析，回顧綜述關於全身振動訓練對老年人的骨骼和肌肉強度／力量的效益。與年齡相關的肌肉質量和功能下降會導致不良健康狀況，包括死亡風險。全身振動訓練可改善肌肉強度／力量，功能的獨立衡量，平衡與各種跌倒風險因素，並且通過定時起身走動（Timed UP and GO）測試，測量的移動性在全身振動訓練之後顯著增加。全身振動訓練可有效抵消老年人肌肉減少症相關的肌肉力量損失，由全身振動訓練而促使的平衡和腿部及足底屈肌力量（plantar flexor strength）改善，表明其有利於降低跌倒和骨折的風險和發生率。

　　全身振動訓練可以預防老年人跌倒，主要是因為人體皮膚的深部組織都有不同類型的感受器，如觸覺小體、環層小體等，都能夠接受觸壓覺和振動覺而取得訊息，深部感覺器官肌梭則是引發牽張反射的基礎。全身振動訓練就是依此觸發人體感受器，通過觸壓覺，本體感覺的輸入，進一步引起身體相應的適應性以及神經肌肉興奮性的改變。人體姿勢的控制與平衡主要依靠感覺系統、運動系統和中樞神經來維持，因此全身振動訓練能夠對足底的傳入神經產生刺激，這種傳入神經引起的衝

動，在姿勢控制中發揮了重要作用。

心率變異性

　　全身振動訓練可能也可以改善老年人的心率變異性，以減少罹患心臟病的風險。Licurci 等人（2018）[70] 研究使用振動平臺，評估振動對老年人心率變異性的影響，以年齡在 60 至 75 歲之間的 11 名老年人（7 名男性，4 名女性）接受全身振動做試驗。該試驗包括志願者在擺動平臺上直立站立 10 分鐘的一次全身振動，使用振動頻率為 20Hz（位移 ±6mm；軌道振動），以及使用心臟監護儀採集試驗前（基線）與試驗後的全身振動心電圖信號，並根據情況使用配對的 Student t- 檢驗或 Wilcoxon 檢驗對數據進行統計分析。結果表明，SDNN（標準差 SD 逐

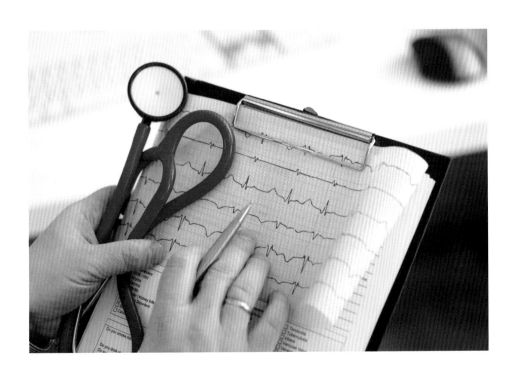

拍，N-N 間隔），rMSSD（連續 N-Ns 的均方根差）和 pNN50（(N-N50 的比例除以總數）等數據，使用全身振動後與基線相比有增加，說明時域變量（即 SDNN，rMSSD 和 pNN50）在全身振動後會增加。老年人患心血管疾病的風險很高，從研究中可以看出，全身振動訓練可改善心率變異性，可以減少罹患心臟病的風險。此外，全身振動訓練不需要參與者進行大量的身體活動，這使得此項訓練可能對老年人群有益。

🔵 阻力訓練與耐力訓練

對於改善老年人肌少症而改善身體活動功能，賴芝錦（2016）[21] 採用系統性文獻回顧與網絡統合分析，比較阻力訓練、耐力訓練與全身振動系統於治療老年人肌少症之成效。以 60 歲以上老年人為對象的相關文獻，進行收集並分析阻力訓練、耐力訓練與全身振動系統的隨機對照試驗，摘錄其中訓練前與訓練後之肌肉質量、肌力與身體活動功能之數據。以廣義線性混合模型進行網絡統合分析，並以直接證據與間接證據呈現混合治療型比較之結果，共收錄 31 篇隨機對照試驗，包含 1405 名 60 歲以上老年人的試驗（年齡介於 60 歲與 92 歲）。肌力在阻力訓練組與無運動介入組之間達到顯著差異，經由阻力訓練後的肌力，比無運動組增加 12.8 公斤。相較於常規護理（無運動介入）條件下，身體活動功能則在阻力訓練組與全身振動組達到顯著差異（平均值分別為 2.63 次與 2.07 次）。肌肉質量在各組的直接或間接比較，皆無顯著差異。

若使用肌少症的診斷指標來評估老年人的運動效益，阻力訓練可顯著增加老年人的肌力與身體活動功能，而全身振動訓練可顯著改善老年人的身體活動功能。但研究結果卻顯示，阻力訓練、耐力訓練與全身振動訓練三種運動介入方式，都無法顯著增加肌肉質量。

關節疼痛與炎症反應

　　全身振動訓練對於老年人肌力增加不會引起炎症反應。根據 Cristi 等人（2014）⑫ 研究全身振動訓練對老年人，是否在炎症標記沒有改變下，顯著提高身體適應性指標。16 名志願者在 9 週內完成了每週 3 天的全身振動訓練，包括下半身和上半身的靜態和動態練習。訓練顯著改善身體適應性的評估測試，例如 30 秒鐘的椅子站立，手臂彎曲或椅子坐到位測試，訓練前後的最大自願等距收縮（Maximal Voluntary Isometric Contraction, MVIC）顯著增加。訓練後的肌肉力量值分別達到 MVIC 的 20％，40％和 60％。然而，C 反應蛋白、白介素 -6、白介素 -1β、腫瘤壞死因子 -α 和白介素 -10 的 mRNA，或蛋白質水平與基礎值無顯著差異。數據證實，全身振動訓練對於抵消與老年人肌肉減少症相關的肌肉力量損失有作用，並顯示全身振動訓練可能是一種安全的訓練方法，不會引起炎症反應。

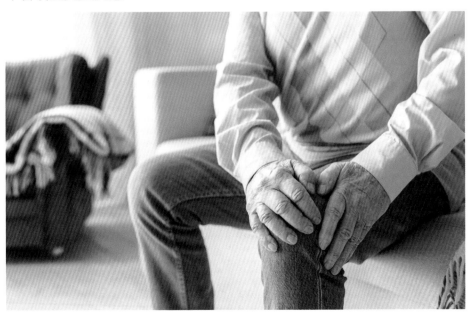

骨性關節炎（Osteoarthritis, OA）是老年人常見的關節疾病之一，而膝關節是最容易發生關節炎症的關節之一。所謂的膝關節炎是以膝關節軟骨退變伴軟骨下骨增生，骨贅形成，繼而引發滑膜、關節囊和軟組織的損傷及炎症反應的疾病，好發者多是中老年人。患者臨床上多表現為膝關節疼痛、僵硬、活動範圍少、日常活動功能障礙等問題。和膝關節炎症相關的重要解剖結構有關節軟骨、軟骨下骨及其周圍的軟組織（關節囊、韌帶、肌腱和肌肉），其病理的特點就是在骨性結構上表現關節軟骨的變形破壞，軟骨下骨的硬化或囊性變異，在軟組織上表現為關節囊攣縮、滑膜增生增厚、韌帶鬆弛、肌肉萎縮無力等，同時還伴隨痛覺異常和膝關節本體感覺功能的減退以及關節功能活動障礙。

　　Salmon 等人（2012）[73] 採用頻率為 35Hz，振幅為 4-6mm 的全身振動訓練對膝關節炎症患者進行介入，共計 10 分鐘，使用視覺模擬評分法（Visual Analogue Scale, VAS）評分工具，對全身振動訓練介入前後進行功能活動的疼痛變化情況進行分析，發現經過全身振動訓練介入 5 分鐘之後，患者在進行臺階測試（step test）之後的疼痛評分，比未干預之前降低了 28%。Park 等人（2013）[74] 將膝關節炎症分為實驗組和對照組（僅進行家庭練習），對實驗組進行為期 8 週，每週 3 次，每次 20 分鐘的介入，全身振動訓練頻率為 12-14Hz，振幅為 2.5-5mm，採用數字疼痛評定量表（Numerical Rating Scale, NRS）對疼痛進行評估。結果顯示，實驗組的疼痛評分較對照組有顯著降低，影響效果從全身振動訓練介入開始直到實驗結束，證實了全身振動訓練的鎮痛效果。

　　Larissa 等人（2014）[75] 以 29 例不同膝關節炎症等級（KL）的日本老年女性（62.1 歲 ±5.5 歲），按其膝關節炎症等級分成 3 組，分別是正常組（KL = 0，n = 6）、中度患者組（KL = 1，n = 16）和重度患者組（KL = 0，n = 7），進行為期 8 週，每週 3 次的全身振動訓練，

頻率 30-40Hz，振幅 2.5mm。研究結果顯示，正常組、中度患者組和重度患者組骨關節炎指數（10.0-4.2 points）、起走時間（6.81-5.98s）和久坐後恢復站立時間（2.73-1.92s）指標，均高於研究實驗之前。由訓練結果可見，頻率為 30-40Hz，振幅為 2.5mm 的全身振動訓練，不僅可以改善各炎症等級中老年女性的下肢功能，對正常的老年膝關節功能也有改善作用。

健身訓練增強肌力

本章導讀

　　全身振動訓練原本就是用來維持太空人的肌力，因此在健身訓練方面也有顯著的功能。根據研究顯示，全身振動訓練具有增強力量和能量，增加骨骼肌能力、骨量和改善心血管功能的能力。

　　全身振動訓練也可以刺激促進整個身體部位的肌肉活化，每一條肌肉的運動效果隨著運動強度而改變，深具長期增強改善的正面效應。

規律且長期的健身訓練，能促進全身部位肌肉活化，增加骨骼肌能力，提升骨密度，改善心血管功能，對於調節內分泌系統亦有明顯效果。通過適當振幅頻率，振動時間與次數的長期全身振動訓練，可增強正面效應，提升運動表現。

◉ 支撐人體的肌肉

　　人體肌肉運作是日常生活必需的能力，走路要用腳的肌力以支撐身體體重、吃飯、寫字、拿東西都需要手部肌力來執行，維持身體的姿勢、快速移動身體等，都需要全身性的身體肌肉配合與運作。

　　肌肉能力包括**肌力、肌肉爆發力**與**肌耐力**。肌力是指肌肉組織在收縮或被動伸展過程產生的力量大小，通常由肌力測量器（握力計、背力計、槓鈴、等速肌力測量器等）的測量結果來代表。肌肉爆發力

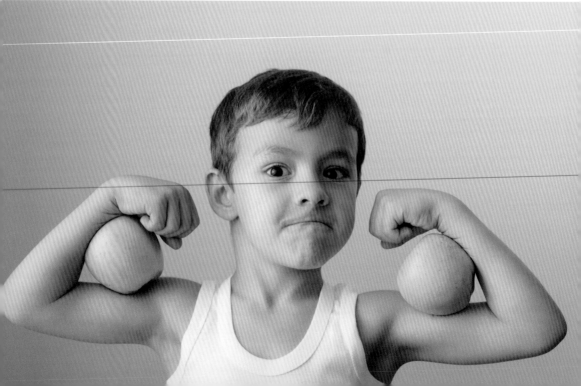

（power）是指肌肉產生力量過程中，肢體移動速度與肌肉產生力量的乘積，通常以垂直跳、立定跳遠等移動身體的測驗結果來代表。肌耐力則是指肌肉在產生力量時，所能持續的時間，通常以固定時間的肌力下降狀況來代表。對於一般民眾而言，肌力訓練是一種好處很多的運動方式，而全身振動訓練可以改善姿勢、肌力及神經系統的能力。

⊕ 姿勢控制受損

Musumeci 等人（2017）[76] 檢視當前一些研究證據表明，儘管全身振動訓練介入之機制仍然還在探索其運作原理，但全身振動訓練可以有效的增強肌肉骨骼的強度和力量，以及改善患者的身體狀況等相關疾病，例如骨質疏鬆症和骨關節炎等。

Pollock 等人（2011）[77] 研究顯示，單個肌肉或肌腱的振動對傳入系統（afferent system）的影響，取決於振動的幅度和頻率。全身振動會同時刺激許多肌肉群，使用兩個振幅（峰值和峰值分別為 4mm 和 8mm）與兩個時間（15 分鐘與 30 分鐘）的實驗結果，振幅不會影響關節位置感（Joint Position Sense, JPS），僅在垂直平面上並且在全身振動後的30 分鐘，對平衡的影響最小。在全身振動後，低振幅振動僅會立即減少足部和踝部的感／知覺（sensation），高振幅振動則會損害軀幹，踝關節和後脛骨的感／知覺。針對年輕健康個體中，全身振動不影響關節位置感或靜態平衡，但降低皮膚感覺（cutaneous sensation），對姿勢控制受損的老年人和臨床人群，研究的數據或許也有幫助。

振幅頻率和幅動高度須經過專業實驗與控制，並不是所有的振動對人體都有效果，否則每天上下班搭公車，雖然頻繁振動，對身體並無益處。

📍 內分泌調節，改善心血管功能及骨骼力量

　　健身訓練重要的是**增加骨骼肌能力**，這其中**增加生長激素的濃度**是重要的關鍵之一，而全身振動訓練具有**增強力量和能量，增加骨骼肌能力、骨量**，和**改善心血管功能**的能力。根據 Liane 等人（2017）⑳系統的回顧文獻以驗證全身振動訓練對生長激素（Growth Hormone, GH）濃度的影響，一共分析了 12 篇論文（包含了 182 名受試者），驗證了他們證據水平（國家健康與醫學研究委員會）的證據層次和方法學品質（使用 FEDRo 量表）。雖然在 9 篇文獻中提及全身振動訓練會引起 GH 反應，但這些文獻之間的方法明顯不同，因此在討論這些結果時應謹慎一些。將所有各種發現綜合起來，如通過幾種生物標誌物（包括 GH）的血漿濃度其交替所得到的觀察來推論，全身振動訓練可能也會在中樞神經系統中產生神經內分泌反應的作用。儘管 GH 的釋放歸因於身體活動或運動，但關於 GH 的文獻總數，以及 GH 與運動之間存在關聯的文獻數量仍然很少。然而重要發現表明，全身振動訓練如何通過不同方式來增加血漿 GH 濃度，全身振動訓練在促進體內神經內分泌反應的中樞神經系統中，有可能產生重要的作用。

　　內分泌系統間接或直接的接受中樞神經系統的調節，所以也**可以把內分泌系統看成是中樞神經調節系統的一個部分**。內分泌系統是指體內所有的內分泌腺、激素（內分泌腺的分泌物）構成的體液調節體系系統，它與中樞神經系統密切聯繫。以女性最常見的內分泌失調而言，最常見的症狀就是失眠、疲勞、抑鬱或暴躁、變胖、脫髮、皮膚出現色斑或暗淡無光澤等問題。這些內分泌的問題，可以試用全身振動訓練持續長期的運動，改善及減緩症狀。

減少肌肉痠痛，活化身體肌肉

Timon 等人（2016）⑦ 研究在離心運動後進行一次全身振動訓練，是否可以減輕肌肉酸痛與增強肌肉恢復。將 20 名未經訓練的參與者隨機分為兩組：全身振動組（n = 10）和對照組（n = 10）。參與者以一次最多重複進行 4 次偏心四頭肌訓練和 5 次重複訓練，每次之間休息 3 分鐘。全身振動組進行 3 次 1 分鐘的全身振動（12Hz，4mm），各次之間被動恢復 30 秒，評估血清肌酸激酶、血尿素氮、肌肉酸痛（視覺模擬評分）和肌肉力量（峰值等距扭矩）。結果顯示，運動後 24 小時和 48 小時，振動組的肌酸激酶均低於對照組。運動後 48 小時，振動組的肌肉痠痛程度較對照組降低。離心運動後進行的一次全身振動訓練可減少後續的肌肉痠痛，但不影響肌肉力量的恢復。

Lee, D.Y.（2017）⑧ 研究全身振動訓練的效果，並討論根據整個全身振動的刺激強度，分析每個關節部位的肌肉激活之間的差異，來建立最佳強度的科學依據。研究對象包括 10 位 20 多歲，無骨科疾病的健康男性。當受試者在運動機上處於直立姿勢時，從受試者的主要身體部位中選擇代表性的肌肉，將肌電圖電極連接到選定的肌肉。之後，在不同強度下測量每個部位的肌肉活動。當受試者以直立姿勢在全身振動機上時，使用沒有振動、50 / 80 的體積和 10Hz / 25Hz / 40Hz 的混合振動條件，以肌肉激活的均方根值來分析收集的肌電圖訊號。分析的結果表明，根據所有選定 8 條肌肉的運動強度變化，肌肉激活效果具有統計學意義的差異。當將無振動狀態為標準化基準，肌肉效應在較高頻率下變低，但在較大音量下變高。綜合上面的測試可得知，全身振動刺激可促進整個身體部位的肌肉活化，每條肌肉的運動效果則隨運動強度而改變。

全身振動訓練在振動過程中，將不同振幅和頻率的振動刺激，從振動平臺通過足底傳遞到全身，使其釋放的衝擊性振動刺激，通過肢體傳遞到鄰近肌群上，進而增加主動肌的激活程度，並且提高高閾值運動單位的生物學活性，引起參與運動單位肌群以高頻率放電，達到神經肌肉系統興奮性提高訓練效果。

⊕ 多重訓練方式，加成運動表現

有時候，不能只使用單一的全身振動訓練，阮志鵬（2011）[31] 的研究證明，如果配合協同蹲跳訓練，可以加強神經肌肉系統的功效。他研究全身振動對神經肌肉系統的效益，以及其與傳統式全身振動的機轉上差異。將 24 位健康的大專院校運動員，分成全身振動協同輕阻蹲跳訓

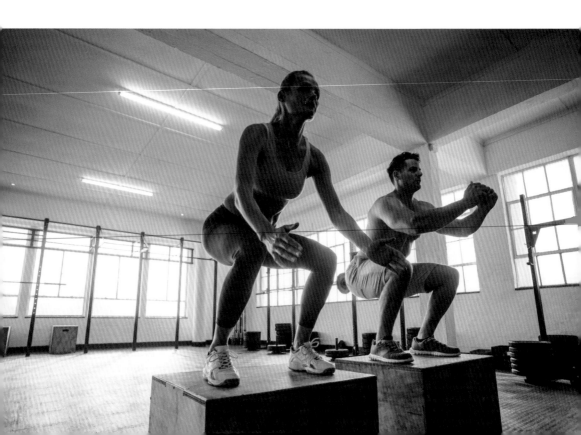

練組、全身振動訓練組、平地輕阻蹲跳訓練組等三組。全身振動協同輕
阻蹲跳訓練組在振動平臺上進行輕量荷重的跳躍訓練，全身振動組在平
臺上維持半蹲姿勢，平地輕阻蹲跳訓練組則進行輕量荷重跳躍訓練，訓
練維期 8 週，每週 3 次。受試者接受訓練前、訓練後的兩個側試，測試
項目包括：脊髓及脊髓上運動神經元總和興奮性（spine and supraspine
motor-neuron excitability）、神經活化程度（neural activation level）
和運動能力之表現。研究結果顯示，經過 8 週訓練後，全身振動協同
輕阻蹲跳組的**運動表現有所提升**，包括力量產生速率（進步量 37.4%
至 52.8%）和垂直跳高度（前測：70.96±4.26 cm，後測：76.99±6.54
cm），**神經活化程度亦有增加**，包括肌電圖訊號織產生速率與標準化均
單為伏特量，**脊髓上運動神經元之總和興奮性也有上升**（標準化 V 波，
前測：0.23±0.08，後測：0.36±0.18)。全身振動訓練組的部分，並不
能讓脊髓或脊髓上運動神經元之總和興奮性、神經活化程度或運動能力
表現有顯著改變。平地輕阻蹲跳訓練組的運動表現提升，只出現在晚期
的力量產生速率，其他參數則無明顯改變。

　　全身振動協同輕阻蹲跳訓練，可增加運動員之跳躍能力和小腿後肌的
力量產生速率的改變，可能來自於全身振動引起的張力性振動反射，以及
蹲跳引起的牽張反射之效果，使脊髓上運動神經元之總和興奮性提高，以
及神經活化程度的增加所產生的結果。單獨全身振動訓練或平地蹲跳訓練
沒有產生顯著的改變，可能因為來自於全身振動與蹲跳的交互作用。全身
振動平臺提供振動環境，促使在其上的蹲跳訓練對小腿後肌與神經肌肉系
統的作用效果產生加成，因此兩種訓練合併的功效最明顯。

⊕ 運動與肌力維持

　　無論是健身訓練，使用運動器材，或是選擇去公園綠地，只要是運動都是對身體有好處。運動對於人體肌力維持帶來的重要益處如：

- **增進肌力、肌肉爆發力與肌耐力**。肌肉的能力就是「用進廢退」，愈常使用，肌肉的能力就會愈強；反之，肌肉不用就會減退。

- **減少肌肉組織的流失**。長期臥病在床的病人，因為肌肉的缺乏使用，造成肌肉萎縮、肌肉能力下降的現象；此外，肌肉能力也會隨著年齡緩慢下降，特別是在超過 50 歲以後，肌肉能力的退化會更為明顯。適當的肌力訓練，可以有效增加身體的肌肉量。

- **提升基礎代謝率（BMR），增加能量消耗**。肌力訓練，除了提升肌肉的能力與減少身體肌肉量的流失以外，還可以促進肌肉的壯大，增加身體的肌肉量，提升安靜休息時的基礎代謝率，進而增加每天的能量消耗量。

- **避免運動傷害**。人體肌肉骨骼的傷害，除了透過藥物或手術等治療手段以外，復健過程也是重要的治療方式。運動傷害的治療，不僅要恢復運動傷害形成前的身體肢體能力，還須進一步建構更強健的肢體功能，以避免運動傷害的再度發生。

- **延緩老化、減少慢性疾病**。適當的肌力訓練，可以提高心肺功能，提升神經纖維增生，增進骨骼的密度，

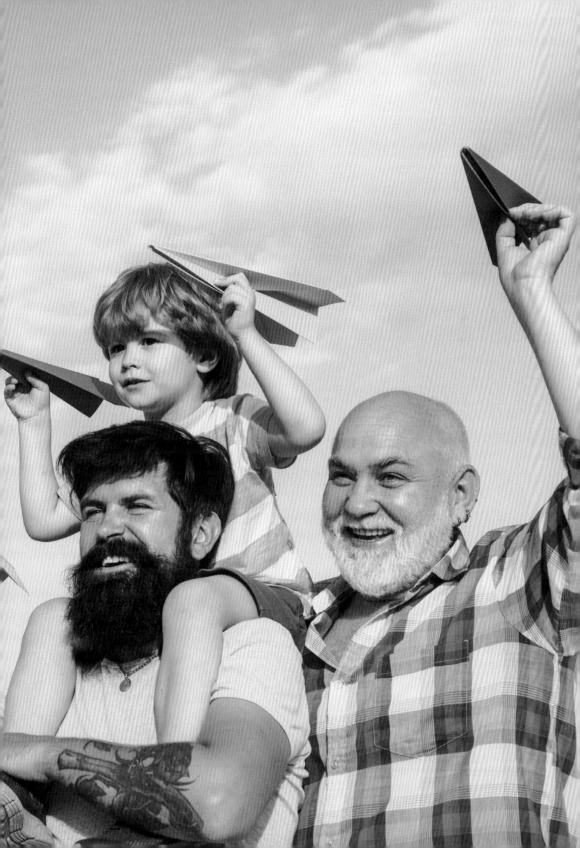

降低血壓，改善身體組成，穩定血糖濃度等。這些效益即能夠延緩身體的老化，減少慢性疾病的發生。

* **提升運動能力**。在正確的肌力訓練計畫下，能夠有效提升肌肉的神經傳導（neuromuscular）功能，不僅不會限制身體柔軟度與速度的發展，還能夠提升身體機能發揮及運動能力。

* **增進自信心，提升生活品質**。肌力訓練可以因為身體機能的提升，使得體態更為優美，精神更為振奮，增加自信心，進而提高日常生活的型態與品質。

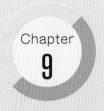

Chapter
9

運動神經元的興奮性

本章導讀

　　根據最新研究顯示，全身振動訓練可以提高運動神經元的興奮性，也能激活完全性脊髓損傷運動神經元興奮性，對於困擾於肌肉無力萎縮的難症，全身振動訓練倒是開啟了一線希望。

　　全身振動訓練有可能減少腿部肌肉痙攣，亦有證據顯示可以刺激神經肌肉的興奮性，對於患有肌肉骨骼等方面疾患者，是一項值得長期進行的運動。

神經系統在身體不同部位互傳信號，人體的動作與感覺，全靠這個高度複雜的網路在身體中運作，比方說，運動神經元是控制肌肉動作的神經細胞。當神經細胞受到損傷或病變時，將導致生活不便及自信心受損。透過全身振動刺激，可增強反射循環，為腿部肌肉痙攣和肌肉無力萎縮的難症，開啟一線希望。

⊕ 棘手病症的一線曙光

運動神經元是控制我們肌肉動作的神經細胞，如果得了運動神經元疾病，就會看到自己的肌肉一天一天的無力萎縮，如同生命也一點一滴的流，因為當運動神經元出現病變時，我們的肌肉就得不到充份的養分及化學物質而萎縮死亡。這些在腦中的運動神經元稱為**上運動神經元**，在腦幹及脊髓中的運動神經元稱為**下運動神經元**，成人最常見的運動神經元病變又稱為「肌萎縮性脊髓側索硬化症」（amyotrophic lateral sclerosis），目前仍無法確定致病機轉，亦無治病良方。全身振動訓練可以提高運動神經元的興奮性，是一種保健的方法。

袁艷等人（2016）[32] 指出，全身振動訓練可直接或間接用於肌腹或肌腱，進而引起肌梭初級和次級感覺神經末梢興奮，肌梭的反饋傳入刺激主要通過單突觸閉合傳導，增加 α 運動神經元的放電。全身振動訓練同時也可以導致神經元的去抑制或者易化，神經元同步性提高。

Games 等人（2013）[33] 觀察全身振動訓練，振動頻率 50Hz，振幅為 2mm，每次振動時間 5 分鐘，對運動神經元的興奮性，通過 H 反射評定運動神經元的興奮性。結果證實，全身振動訓練抑制了 H 反射，進而提高了運動神經元的興奮性。

Sayenko 等人（2010）[34] 觀察全身振動訓練，振動頻率 35Hz，振幅為

1mm，每次振動時間 1 分鐘，在脊髓損傷人群和非脊髓損傷人群的 H 反射。結果證實，全身振動訓練能激活完全性脊髓損傷運動神經元興奮性。

📍 腦性麻痺患者的肌肉張力異常

　　腦性麻痺（Cerebral Palsy, CP），又稱腦性癱瘓，指的是在幼年早期出現的永久性運動障礙的統稱，其徵兆與症狀都因人而異，常見的運動性傷害包括肌肉協調性差、肌肉僵直、肌無力、吞嚥與說話困難，以及顫抖等症狀，同時患者也可能會有觸覺、視覺、聽覺等感官損失。通常患有腦性麻痺的嬰孩不會如相同年紀的幼兒般，有翻身、端坐、爬行或走路的能力。三分之一罹患腦性麻痺的病人，可能會有認知障礙或是癲癇。雖然這些症狀可能在出生初期就開始出現，但上述的原發性病徵，並不會因為年紀增長而變得更嚴重。

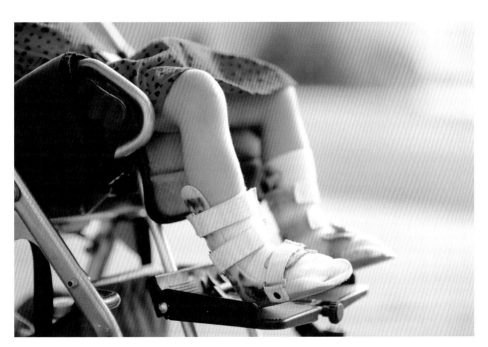

腦性麻痺是因為腦部中樞神經系統受傷，**導致肌肉張力，脊髓反射**和**動作控制區域**受到影響。所以腦性麻痺患者的肌肉張力異常，肌肉自主控制能力會受到影響，嚴重時會造成功能喪失。同時，腦性麻痺患者的動作型態和姿勢，受到張力異常與一些反射影響，其肢體的兩邊姿勢會隨著頭的左右擺動，並出現伸直或彎曲的現象，嚴重的情況會造成痙攣性四肢麻痺，下肢因痙攣性麻痺而影響雙腳行走能力。

目前沒有可完全治癒腦性麻痺的方法，但支持性療法，藥物治療以及手術可多少給予不同病況的患者協助。物理治療、職能治療與言語治療都是會考慮使用的醫療方案。

◉ 振動訓練干預的益處

全身振動訓練對於神經系統的改善也有助益，尤其是對於腦性麻痺兒患者下肢痙攣和走動功能的改善，因為全身振動刺激作用在肌腹或肌腱上造成肌肉的不自主性收縮，同時肌肉軟組織被伸展會激活肌梭，這可能會導致牽張反射循環的增強，並使所刺激的肌肉產生活化，增加肌肉表現。當外部傳入振動刺激被人體接受後，先透過 Ia 感覺神經纖維，再經過脊髓 α 運動神經纖維傳入中樞神經系統，之後再將接收到的訊息促使誘發 Ib 感覺神經纖維，刺激肌梭之後，將使肌肉活化增進爆發力。所以，振動刺激會激發身體感覺受器——肌梭，肌肉因為振動受到伸張，而使得肌肉產生反射性收縮，進而提升肌肉的生理功能。

Cheng 等人（2015）[85] 的研究採用完全交叉設計來評估 8 週全身振動（WBV）對腦性麻痺患兒下肢痙攣和走動功能的影響，平均年齡為 9.2 歲的 16 名參與者參加了這項研究。一半的參與者接受了 10 分鐘的全身振動訓練，每週 3 次，持續 8 週，然後進行 4 週的洗脫期

（washout period），之後他們每週 3 次接受假的全身振動訓練，持續 8 週。另一半的人以相反的順序接受了試驗，透過在每次試驗之前、之後、之後 1 天和之後 3 天測量運動範圍，肌肉張力和走動功能的變量來評估參與者。重複測量分析顯示，對多數期望被動運動範圍測量變數有顯著的正面效果。在定時起跳和放鬆指數之間，以及在定時起跳和 6 分鐘步行測試之間，發現了顯著的相關性。結果表明，8 週全身振動訓練干預可使腦性麻痺患兒的肌肉張力正常化，活動關節範圍改善，動態性能提高至少 3 天。這些結果顯示，常規的全身振動訓練可以作為腦性麻痺患兒在臨床和家庭環境中安全及有效的替代治療方法。

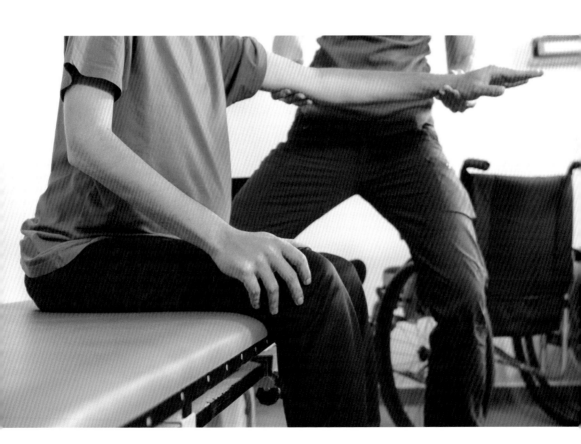

對於中樞神經系統疾病的改善，全身振動訓練可能有助於**減少腿部肌肉痙攣**。根據 Huang 等人（2017）㊱的研究，透過論文回顧來確定全身振動對中樞神經系統疾病患者痙攣狀態的影響，選定總共 266 名受試者的九項試驗，包括三項腦性麻痺（cerebral palsy），一項多發性硬化（multiple sclerosis），一項脊髓小腦性共濟失調（spinocerebellar ataxia），四項中風（stroke），符合選擇標準的研究報導。分別以 1b 標籤一項研究（樣本大小 > 50），以及八項是標籤 2b（樣本大小 ≤50）。所有三項腦性麻痺試驗（標籤 2b）都報告了，全身振動訓練對減少腿部肌肉痙攣的一些有益作用。

⊕ 脊髓損傷患者的肌肉激活作用

所謂「脊髓損傷」，是指急性外傷性傷害侵及脊髓與神經，造成運動、感覺及大小便功能失常。這通常是由於巨大的外力，如車禍、墜落、重物壓傷、運動傷害等，使脊柱移位或骨折造成，或是有些老年人發生損傷的原因是閃跌、滑跤等小傷害。

以神經肌肉可以作用的範圍而言，有脊髓損傷的患者，全身振動訓練可能會有改善的效應。根據 Ji 等人（2017）㊲研究全身振動對脊髓損傷患者神經肌肉性能的影響，並評估安全有效的振動方案，包括 94 名脊髓損傷患者和 24 名健全參與者的八項報告納入的研究當中，其中六項報告了全身振動對肌肉活動的有益影響，另外兩項研究對肌肉痙攣的作用。根據所回顧的研究，當應用於站立在平臺上的脊髓損傷受試者（膝蓋屈曲 10°-40° 時），全身振動的間歇模式（頻率：10Hz-50Hz，幅度：0.6mm-4mm）不太可能引起不利的反應。證據強度不足以支持全身振動對脊髓損傷患者神經肌肉性能的益處，但間歇性振動（頻率：

10Hz-50Hz，幅度：0.6mm-4mm，膝關節屈曲：10°-40°）可能是具有良好的順應性的效應範圍。

Marin 等人（2015）[88] 和 Baczyk 等人（2013）[89] 都同時指出，全身振動訓練能夠刺激神經肌肉的興奮性。當身體肌梭受到刺激，肌纖維內的肌梭就會產生強烈的興奮訊息，通過 Ia 感覺神經纖維，迅速的傳入脊髓的 α 運動神經元，再傳至骨骼肌纖維，激活潛在的運動單位，邀集更多運動單位參與肌肉收縮，以提高肌肉之間的協調能力，以及增強肌肉力量。Marin 等人（2014）[90] 經過頻率比較後，發現 30Hz 的全身振動訓練比非振動訓練，能顯著增加多裂肌 25% 的激活率。而 Blasimann 等人（2014）[91] 觀察六種振動頻率後，發現在 12Hz 的全身振動訓練之下，腰部豎脊肌最大隨意收縮的激活率增大了 14.5%，可提供做為脊柱肌肉骨骼疾病患者的治療方法之一。

作息、運動，及正面生活態度的幫助

一般所稱的運動神經元疾病，主要是一種**進行性運動神經萎縮病症**，好發於 40 到 50 歲之間的中年人口群，男女比例約是 1.5：1。當上運動神經元發生病變時，個體會產生肌肉僵直，反射增強，患者在走路時，一跳一跳而無法協調；由於反射神經增強，有時患者的膝蓋會一直抖動不停。如果發生下運動神經元，則通常手掌、指尖的肌肉會發生萎縮的症狀，逐漸延伸至肩膀、頸部、舌頭，甚至吞嚥肌肉也發生萎縮而造成吞嚥困難，以及呼吸衰竭的急症。

以下事項提供罹患運動神經元疾病患者參考：

- **生活調理：**生活作息要有規律，密切注意天氣變化，感冒要及時進行治療，特別是在流感季節的擴散，遠離公共場所。

- **體育鍛鍊：**適當的運動鍛鍊可達到預防神經元病的效果，如體操、太極拳或保健氣功等的有氧運動，可增強體質，提高免疫功能。

- **精神調攝：**一旦感冒加重或過度勞累，就有可能引起神經元病的復發。所以應積極配合醫生治療，定期檢討，採取有效的預防措施，並經常保持樂觀的生活態度。

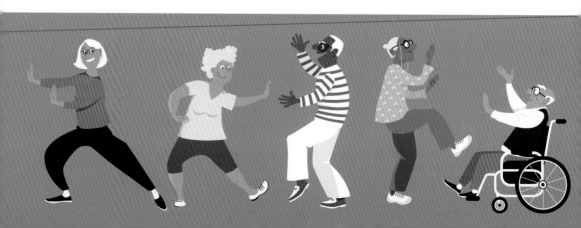

運動員下肢垂直力量與
垂直高度

本章導讀

　　全身振動訓練可以改善運動員下肢垂直力量與垂直高
度，針對手球選手、運動員的最新研究皆顯示有不錯的改善
效果。對於肥胖年輕人在滑倒過程中的動態步態穩定性方
面，全身振動訓練的方案可有效的預防肥胖症患者跌倒。

良好的平衡能力，步態的穩定性，強健的肌肉力量，是預防跌倒、避免重大傷害的重要條件。對運動員來說，由於長期且大量使用肌肉，如何將肌肉彈性能量做最大發揮使用更是關鍵。身體動態穩定及協調性研究數據顯示，全身振動訓練可做為熱身項目，開啟理療新思維。

◉ 垂直方向的抗阻訓練

要成為一位優秀的運動員，就要改善下肢垂直力量和垂直高度，因為當身體的肌肉受到外力作用而被拉長，肌肉會首先做離心收縮的動作，開始做儲存彈性位能，再做向心收縮，這時候即引發伸展反射而加強肌肉收縮速度，剛剛儲存的能量就會被釋放出來。

這種以牽張反射和肌肉彈性能量轉換的特性，可增加運動時激發頻率並增加更多肌力。所以做垂直方向的訓練，目的就是在連接動作力量與動作速度，以產生瞬間性反應的動作型態，而獲得肌肉的「牽張—縮短—循環」的連續反應。

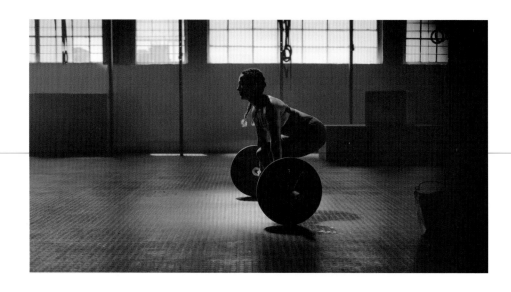

　　為了增強運動員身體水準，垂直方向的抗阻訓練是必要的，深蹲、硬拉、奧舉是提升下肢肌力與絕對力量的三種常見訓練方法。這些方法頻繁的被體能教練用於提升運動員的運動表現，希望將其轉化為運動表現，例如衝刺速度、變向速度以及彈跳力的表現。第四種方法就是全身振動訓練，同樣也可以達到改善運動員下肢垂直力量與垂直高度。

　　以運動選手為受試對象的振動訓練，翁士航（2011）[92] 以頻率：30Hz，振幅：0.6mm-1.4mm 進行 12 週的下肢振動訓練。研究結果顯示，振動訓練能明顯改善運動員下肢垂直力量與垂直高度。吳柏翰等人（2011）[93] 以頻率：50Hz，振幅：1.5mm，時間：9 分鐘進行訓練，結果發現在離心運動前進行全身振動訓練，可以顯著改善離心運動後之關節活動度。朱文慶等人（2012）[94] 以頻率：25Hz，振幅：4mm，時間：3 分鐘，30% 1 RM 負重式振動訓練介入後，下肢爆發力有顯著進步，且進步幅度顯著優於控制組。

　　沈志堅、宋映呈（2015）[95] 以 20 名高中男子手球校隊為受試選手，實驗組額外接受連續 8 週，每週 3 次，振幅 2mm-4mm，頻率 30Hz-40Hz 的全身振動訓練。研究顯示，全身振動訓練可有效增進青年手球選手球速、移位速度與跳躍能力，其與控制組相比之各項目比較，7 公尺罰球（71.3 ± 6.38 km/hr v.s. 75.0 ± 5.96 km/hr）、交叉步射門球速（73.4 ± 5.85 km / hr v.s. 76.8 ± 6.01 km/hr）、移位速度時間（2.32 ± .16 秒 v.s. 2.15 ± .12 秒 ）、垂直跳（50.58 ± 4.62cm v.s. 52.08 ± 5.33 cm）。

◉ 提升動態步態穩定性

對於動作的協調性研究，在肥胖年輕人在滑倒過程中的動態步態穩定性測試中，如果證實可有效改善，則其他群組也都有改善的可能性。Munoz（2015）⑨ 系統的研究受控全身振動訓練，對年輕肥胖人群的總體的有效性和可行性，以為期 6 週的受控全身振動訓練，研究對降低體脂百分比，增強肌肉力量和增強動態步態穩定性的影響。將 18 名肥胖的年輕成年人隨機分為訓練組與對照組。訓練組的參與者站立在側面交替的振動平臺上，進行為期 6 週，每週 3 天的受控全身振動訓練，訓練包括 1 次振動，休息 1 分鐘的 5 次重複，振動頻率為 25Hz，振幅為10.8mm。對照組遵循相同的訓練程序，只是振動幅度為 0mm。在為期6 週的訓練之前（訓練前）和之後（訓練後）對參與者進行評估，以評估其在行走過程中，因意外的滑倒而引起的身體構成、肌肉力量和動態步態穩定性下降等的風險。

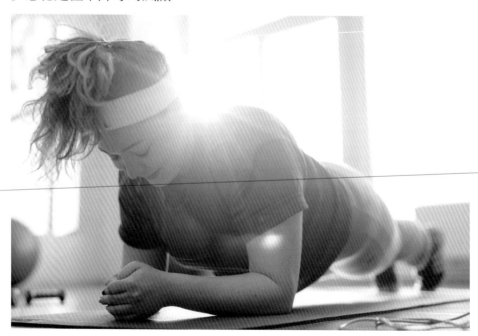

在訓練前評估中，各組之間的所有測量值均無差異。身體構成參數沒有顯示出與兩個主要因素（組別：訓練與對照；時間：訓練前與訓練後及其相互作用）相關的任何顯著差異。對於肌肉強度，未檢測到時間或組別的顯著主要影響，但是對於膝部伸肌強度能力，發現顯著的「時間 × 組別」交互作用。對應於滑倒的動態步態穩定性，顯示了「時間 × 組別」交互作用，而沒有時間或組別之顯著的影響。訓練組穩定性的提高歸因於質量位置中心和速度的改善。軀幹腳滑移中也觀察到「時間 × 組別」交互作用。為期 6 週的受控全身振動訓練可能無法有效改變肥胖年輕個人的身體構成，但可以**提高肌肉力量**，特別是**膝蓋伸肌力量**。為期 6 週的訓練課程確實增加了訓練組滑倒過程中的動態步態穩定性（dynamic gait stability），這項結果可以為有效的預防肥胖症患者跌倒的預防方案提供設計指導。

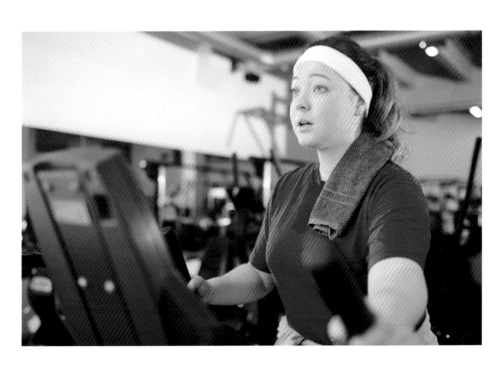

⊕ 潛在訓練與熱身的選項

　　Yang 等人（2017）[97] 實驗證實，每週對英式橄欖球運動員的主導腿和非主導腿分別進行 35Hz 和 40Hz 的雙頻全身振動訓練，同時進行兩次 35Hz 或 45Hz 的單頻振動訓練。得出結論為，雙頻振動訓練顯著提升換向步（change-of-direction）能力，雙頻及單頻振動訓練提升受試者垂直面的彈跳能力，振動訓練可以作為潛能訓練或熱身項目。

運動傷害

本章導讀

　　全身振動訓練對於運動傷害後軟組織的復原也有改善的可能性。根據最新研究顯示，在康復期間，全身振動訓練改善了姿勢控制，等速性能表現，以及單腿跳躍和折返跑的表現。

　　對於常見的踝關節外側扭傷，全身振動訓練亦經實驗證實可以改善踝關節內外翻肌力，同時其相對峰力矩有顯著提升，可見全身振動訓練是一項安全、可長期進行以促進身體康復和維持健康的運動方式。

想活就要動，想動更要懂得如何保護身體，不造成傷害。在本章中，除了介紹常見的運動傷害及注意事項之外，同時也針對前十字韌帶患者、踝關節患者的康復治療提出研究數據，證實全身振動訓練能改善軟組織復原和姿勢控制，為可長期進行的康復治療方式。

⊕ 常見運動傷害及注意事項

當我們標榜多運動的健康宣導時，其實也伴隨著運動傷害的產生。隨著生活環境改善與水準提高，人們參與各項運動的情形亦愈來愈普遍，其中馬拉松更是以異軍突起的姿態，一躍成了熱門運動及公眾活動，加上職棒的興起，各類運動比賽轉播節目的選擇眾多，運動儼然成為擁有健康活力的指標。

要運動，更要了解運動傷害，這樣才能在享受運動帶來的果實，同時避免運動傷害的產生，或是可以正確無誤的處理，接受即時的治療。

運動傷害大部分發生在軟組織，如皮膚、肌肉、肌腱、韌帶、半月板、神經等處，偶爾也會有骨折的情況。以下是各類運動傷害的說明及注意事項：

- **皮膚：**皮膚的擦傷或裂傷經常發生，由於運動場地多半在室外，因此皮膚的傷口要預防破傷風桿菌的感染，除了傷口之清創消毒之外，要考慮破傷風疫苗預防注射。
- **肌肉：**經常發生於熱身不夠即從事過度重複性動作，或是突然很劇烈的動作。有時候是部分的肌肉斷裂，有時候則是完全的斷裂，造成局部之瘀血疼痛，肌肉收縮的功能喪失。
- **肌腱：**人體膠原組織所構成的肌腱、韌帶等，其強度到四十歲就大約減了一半，因此中年人從事健身運動時，要特別的注意熱身

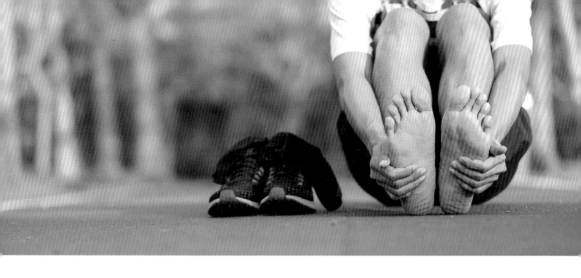

及避免運動過量。

- **韌帶：**韌帶多半存在於骨與骨之間維繫其穩定性，每個關節也都有韌帶存在，如膝關節的十字韌帶和側韌帶，肩關節的肱骨關節盂韌帶。運動過程如使關節活動的方向異常，就會發生韌帶拉張或扭斷的情況。最常見的韌帶受傷是踝關節扭傷時，傷及前距腓韌帶（位於踝關節前方外側），如治療不當很難癒合，病人會經歷一段長時間的走路不便。若能得到適當的治療，以上這些傷害都可望在四五個星期內完全復原。
- **半月板、神經：**神經受損造成肌肉萎縮、半月板破損，或前十字韌帶斷裂造成膝關節的不穩定，而產生次發性的關節炎變化、關節軟骨的磨損、骨頭壞死等，雖經正規治療，也很難再恢復至受傷前的狀態。
- **骨折：**骨折雖是硬組織之斷裂，經接合後，可預期在二至三個月內癒合。

⊕ 前十字韌帶患者的康復治療

對於前十字韌帶受傷的患者，全身振動訓練有改善的可能性。Fu 等

人（2013）[99] 共招募了 48 名患有單側完全孤立的前十字韌帶（Anterior Cruciate Ligament, ACL）撕裂的患者，所有患者均進行單束腿筋前交叉韌帶重建（ACLR）。手術後，他們被隨機分為治療組與對照組。對照組患者接受常規 ACL 康復治療，而治療組患者除常規康復外，術後 1 個月開始接受 8 週全身振動治療。術前和術後 1 個月，3 個月和 6 個月，分別使用 Biodex 測力計，Biodex 穩定系統和 Cybex NORM 評估關節位置感（knee joint position sense），姿勢控制和膝關節等速（knee isokinetic performance）性能，檢查膝關節活動範圍（Range of Motion, ROM），穩定性（手動測試和 KT-1000 關節測量計）和功能表現（單腿跳測試、三跳測試、折返跑測試、交叉步測試），使用雙向重複測試方差分析和 Mann-Whitney U 檢驗進行統計分析。

整個康復期間沒有併發症，所有患者在手術後 6 個月達到全膝關節活動範圍（ROM）和穩定的膝關節。全身振動治療組比對照組顯示出明顯更好的姿勢控制、肌肉表現、單腿跳躍和穿梭運動，但膝關節位置感、三跳測試、交叉步測試、運動範圍與穩定性等方面，則沒有顯著差異。早期全身振動治療從術後 1 個月開始是一種有效的訓練方法，不會影響膝關節運動範圍（ROM）和穩定性，它改善了姿勢控制、等速性能表現、單腿跳躍和折返跑，但未改善膝關節位置感、三跳測試和交叉步測試。

⊕ 踝關節患者的康復治療

關於踝關節外側扭傷（Lateral Ankle Sprain, LAS）是運動損傷中常見的急症，約占所有運動損傷的 10-30%，如果處理不當的話，會引發慢性踝關節不穩定（Chronic Ankle Instability, CAI），將對患者的生活

品質造成不良影響。

踝關節的周圍肌群，包括腓骨肌、脛骨前肌、腓腸肌和比目魚肌，這些肌肉的協同收縮對於維持踝關節穩定至關重要，而患有慢性踝關節不穩定（CAI）則容易有踝關節周圍肌群力量不足，和肌肉體積減少的情況，這時使用全身振動訓練將可以提高肌肉快速力量，最大力量的顯著效果。

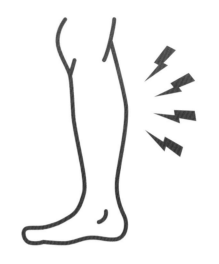

▲ 全身振動訓練有助於提高肌群力量。

Aminianfar 等人（2016）[99] 以隨機對照試驗全身振動訓練對 CAI 患者踝周肌群肌力的影響，共 30 例女性患者進行為期 6 週的介入，振動頻率 25Hz，振幅 4mm，每次 30 分鐘，研究顯示介入後，使用全身振動訓練組的踝關節內翻、外翻峰力矩均明顯高於對照組，說明可以改善患者踝關節內外翻肌力。

徐珊珊（2018）[100] 做類似的研究，對照組進行常規訓練（力量和平衡訓練），而全身振動訓練實驗組進行常規訓練加上全身振動訓練，振動頻率 40Hz，振幅 4mm，結果發現 8 週的全身振動訓練實驗組患者之內外翻相對峰力矩有顯著提升。

踝關節肌力與活動度

除了運動傷害導致的踝關節問題，和踝關節相關的研究也有最新發展。

Tseng 等人（2016）[101] 觀察 24 週，振動頻率 25Hz，振幅 5mm 的全

身振動訓練對健康老年人下肢肌肉的影響，結果顯示介入後，下肢肌肉肌力顯著增強，且受試者平衡能力也顯著提升。

賀慨等人（2011）[102] 研究振動頻率 20Hz-55Hz，振幅 2mm-6mm 的全身振動訓練對踝關節肌力變化的影響，結果顯示介入後，踝關節屈肌群爆發力和肌肉耐力都有顯著提升。

Jeong 等人（2017）[103] 針對全身振動訓練對肌肉激活的影響，將 30 例患有慢性踝關節不穩定足球運動員隨機分為兩組：全身振動訓練組和神經肌肉訓練組。全身振動訓練組進行振動頻率 5Hz-25Hz，振幅 3mm-6mm 的振動訓練，經過 6 週介入後，結果發現全身振動訓練組的脛骨前肌、腓腸肌和腓骨長肌均方根植（Root Mean Square, RMS）均較神經肌肉訓練組明顯提高。

Jin 等人（2018）[104] 觀察為期 4 週的不同振動頻率（10Hz、20Hz 和 25Hz）的全身振動訓練對患有慢性踝關節不穩定患者踝關節活動度的影響。結果顯示，患者踝背屈活動度明顯改善，且發現不同頻率的治療方案療效有所差異。這個改善的機制很可能是全身振動訓練所產生的機械刺激可以在進行踝關節背屈活動時，增加距骨向後滑動範圍，以恢復正常的關節生理運動。

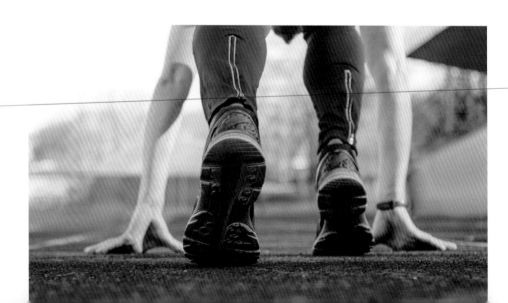

Chapter

12

復健

本章導讀

　　全身振動訓練是安全而有益的復健選項。對於慢性阻塞
性肺病，近年來的研究大多亦獲得滿意的結果。對於需要復
健的患者，增加血流量和激活肌肉質量是復健的關鍵，全身
振動訓練亦可達到顯著的成效。全身振動訓練非侵入式，安
全而具有長期正面效應的訓練方式，可考慮將其納入康復計
畫之中。

慢性疾病的改善與康復，除了藥物治療之外，往往需要配合長期的復健，才能達到最佳效益，但同時也要避免復健過程對身體帶來過大刺激與負擔。在激活肌肉能量和增加血流量方面，全身振動訓練已證實可獲正面成果，可用於改善慢性阻塞性肺病病徵。

改善慢性阻塞性肺病

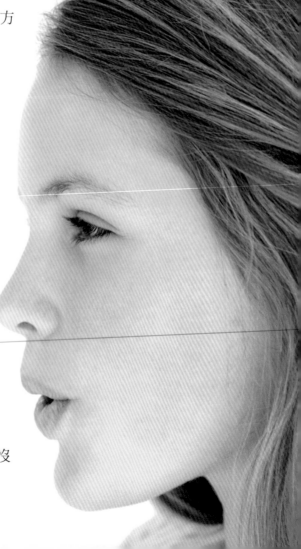

　　復健的方式有很多種，全身振動訓練可能也是一種不錯的方式。從近年來一些研究表明，全身振動訓練可能是有益於慢性阻塞性肺病患者的訓練模式。Gloeckl 等　人（2015）對 70 名患者研究，全身振動訓練對肺移植（Lung Transplantation, LTx）後患者的影響，兩組分別為全身振動訓練組 34 名，對照組 36 名。以 6 分鐘的步行距離來看，全身振動訓練組的 83.5 公尺，明顯高於對照組的 55.2 公尺。此外，全身振動訓練組的 16.8W 峰值工作率（peak work rate）明顯高於對照組的 12.6W，而且在研究期間沒

有發生與訓練相關的不良事件。在傳統耐力和強度訓練之外再加上全身振動訓練，對肺移植後患者來說，應是可行且安全的運動方式，它甚至可以增強全面肺康復（pulmonary rehabilitation），運動能力亦有提升。

Pleguezuelos 等人（2013）研究證實，全身振動訓練對於改善慢性阻塞性肺病有一定效果，可提升慢性阻塞性肺病病患相關指標。經過 6 週振動訓練之後，慢性阻塞性肺病病患 6 分鐘步行實驗成果有顯著提升，且在 6 分鐘步行實驗中的最大飽和出現降低，最大氣道開放壓（Maximum Inspiratory Pressure, MIP）及最大呼氣壓（Maximum Expiratory Pressure, MEP）振動組均提示出現改善。Gloeckl 等人（2012）同樣對慢性阻塞性肺病病患進行全身振動訓練，實驗組進行雙邊動態蹲練習配合全身振動訓練，對照組僅進行雙邊動態蹲練習。實驗週期結束後，實驗組 6 分鐘步行實驗距離優於對照組，坐立實驗（sit-to-stand test）實驗組表現顯著優於對照組。

增加血流量及激活肌肉質量

增加血流量和激活肌肉質量也是復健的重要關鍵因素。Herrerol 等人（2011）探討全身振動訓練對脊髓損傷（SCI）患者，不同振動治療後對肌肉活動和血流速度的影響。8 名 SCI 患者接受了 6 次 3 分鐘的全身振動治療，使用不同的頻率（10Hz、20Hz 或 30Hz）和運動方式（恆定的：連續 3 分鐘的全身振動；片段的：三組振動 1 分鐘後休息 1 分鐘的全身振動）；在全身振動的第 1、2 和 3 分鐘，以及結束後的第 1 和 2 分鐘記錄股動脈的血流速度；在基線和全身振動期間記錄了外側肌（VL）和內側肌（VM）的肌電圖活動（EMG）。結果顯示，分別在全身振動 1、2 和 3 分鐘後，峰值血流速度（PBV）增加，10Hz 頻率不改

變血流量；20Hz 頻率在 WBV 第 2 和 3 分鐘後增加 PBV；30Hz 頻率在全身振動第 1、2 和 3 分鐘後以及結束後的第 1 分鐘增加 PBV，血液參數則未觀察到效果。VL 和 VM 的 EMG 活性獨立於所應用的頻率或運動方式而增加。因此，全身振動訓練是增加 SCI 患者腿部血流量和激活肌肉質量的有效方法，可考慮將其納入復健計畫之中。

Lythgo 等人（2009）的研究也說明全身振動頻率與振幅對腿部血流的影響。9 名健康的成年男性在蹲在 Galileo 900 板上，完成了

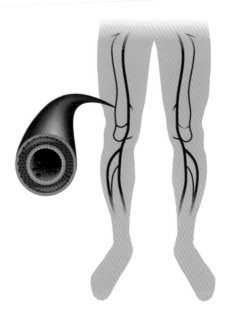

▲ 振動訓練有助於腿部血流增加。

14 次隨機振動和非振動運動，結合使用 5Hz-30Hz（每次增量為 5Hz）的六個振動頻率，振幅分別為 2×5mm 和 4×5mm，以產生 12 個 1 分鐘的振動，受試者還進行了兩次 1 分鐘的不加振動的動作。在振動前以及每次振動期間和之後，通過站立或休息狀態下的迴聲多普勒超音波，測量股總動脈的收縮、舒張直徑、血細胞速度。與站立狀態相比，振動訓練的平均血細胞速度增加了四倍，峰值血細胞速度增加了兩倍。相較於不振動狀態，在 10Hz-30Hz 的平均血細胞速度增加約 33％，而 20-30Hz 的峰值血細胞速度增加約 27％。與站立狀態相比，單獨蹲會顯著增加平均血細胞速度和峰值血細胞速度。結果顯示，在深蹲或非振動性期間，腿部血流增加，而振動性期間的腿部血流，會隨著頻率與振幅系統性的增加。

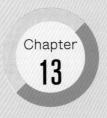

Chapter

13

唐氏症

本章導讀

　　即使唐氏症目前並無有效療法，但是經過學者研究顯示，全身振動訓練對於唐氏症青少年的平衡有積極作用，同時對於肌肉力量、骨質密度、身體構成等都有改善的傾向。這一項正面的成果令人興奮，彷彿開啟了另一個研究的領域，同時有望為唐氏症找到最有效的訓練計畫。

在前面章節提到過，全身振動訓練在平衡感、肌肉訓練、增加骨質密度等方面，均有顯著成效。對遺傳性疾病唐氏症患者來說，透過強化全身肌肉力量和提高骨質密度，讓生活品質與學習能力最佳化，是患者及照顧者的新希望。

⊕ 何謂唐氏症？

唐氏症（Down Syndrome），又稱 21- 三體症候群，常見症狀有發育遲緩，不同的面部特徵，以及輕度到中度的智能障礙。唐氏症青年人的智商大約接近八歲到九歲兒童的心智年齡，但也有些差異較大。

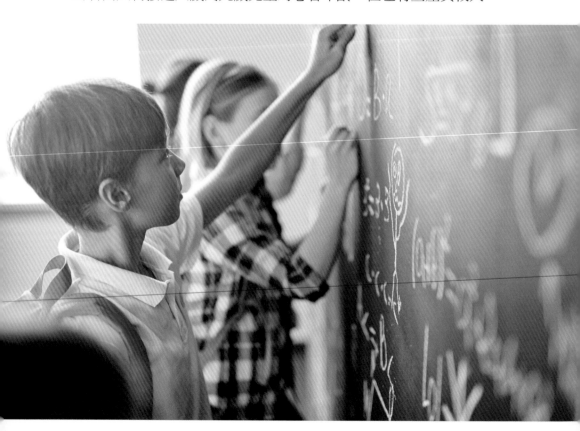

　　從遺傳學上來說，唐氏症患者父母基因正常，多餘染色體往往是偶然出現的，其出現概率隨生物學母親的年齡而增加，從 20 歲母親的小於 0.1%，至 45 歲母親的 3%。至今為止，我們仍不知道是否有會影響多餘染色體出現概率的行為或者環境因素。

　　目前唐氏症並無有效的治療方法，僅能透過生活照護及教育來改善患者的生活品質。有些患者可於普通班級內接受教育，有些則接受特殊教育，部分可進而接受高等教育。

◉ 肌肉力量與平衡性的改善

　　Villarroya 等人（2013）⑩研究主要是確定全身振動訓練是否能夠改善唐氏症及非唐氏症的青少年的靜態站立平衡。30 名年齡在 11-20 歲的唐氏症青年人，和 27 名非唐氏症青少年參加了這項研究。每組的參與者被分成兩個可比較的組：進行全身振動訓練的實驗組，和未進行全身振動訓練的對照組。在四種情況下（C1：睜眼／固定腳支撐；C2：閉眼／固定腳支撐；C3：睜眼／順勢腳支撐；C4：閉眼／順勢腳支撐）的靜態平衡，並於為期 20 週的全身振動訓練之前和之後檢查。對於平衡研究，計算基於壓力中心（COP）振盪（前／後、內側／外側 COP 偏移和 COP 平均速度）的姿勢參數（Postural-Parameters, PPs），以及在四種情況之間的 PPs 比率。在全身振動訓練後，C4 中的 PPs 平均值有所下降，內側／外側 COP 偏移和 COP 均值存在顯著差異因此，儘管只有在特定條件下，如視力和體感輸入才會改變，全身振動訓練對唐氏症青少年的平衡仍具有積極作用。這項研究的正向成果令人鼓舞，並開闢了廣泛的研究領域，為唐氏症族群找到最有效的訓練計畫。

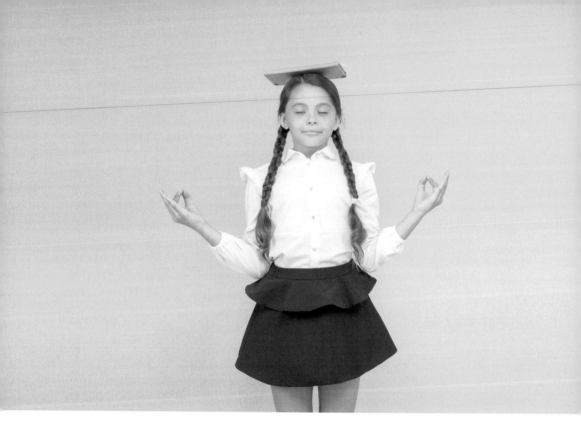

　　Saquetto 等人（2018）⑪的研究目的在驗證全身振動訓練，對唐氏症兒童和青少年肌肉力量的影響，搜索了 MEDLINE、Cochrane、SciELO、Lilacs 和 PUBMED 等數據庫，研究全身振動訓練對唐氏症兒童和青少年的身體結構和功能的影響，同時進行了人工搜索以確定隨機對照試驗。由兩名評價者獨立選擇研究並進行統計分析，總共納入了171 例患者的五項研究，將全身振動訓練與對照組進行了比較。兩項研究表明，進行全身振動訓練與未接受訓練的唐氏症兒童和青少年，肌肉力量間存在顯著差異。系統性回顧的結果表明，全身振動訓練對骨質密度、身體成分和平衡具有積極影響。這項研究的結果表明，全身振動訓練可以改善唐氏症兒童和青少年的肌肉力量、骨質密度、身體構成與平衡性。

多發性硬化症

本章導讀

　　針對多發性硬化症，目前尚未有可治愈的藥物面世，但是有多種方法可控制病情。導入全身振動訓練的考量，是希望藉由快速而幾乎全身各部位感受器都可以接受有效刺激的運動方式，來改善多發性硬化症的病況。研究結果亦顯示有其正面改善的趨向，且未產生不良反應。

在本章中，將介紹多發性硬化症發生原因，以及病發後可能有的各項症狀。面對尚無可治癒的棘手病症，經由全身振動訓練，患者能對最基本感受器刺激有正面效應，有效改善病徵，甚至有望回歸正常生活。

⊕ 多發性硬化症起因與病癥

多發性硬化症（Multiple Sclerosis, MS）是一種**免疫系統**的疾病，當免疫系統攻擊神經系統，**導致神經系統病變**。人體的神經細胞有許多枝幹狀的神經纖維，在我們的中樞神經系統中織構出綿密複雜的網路。在

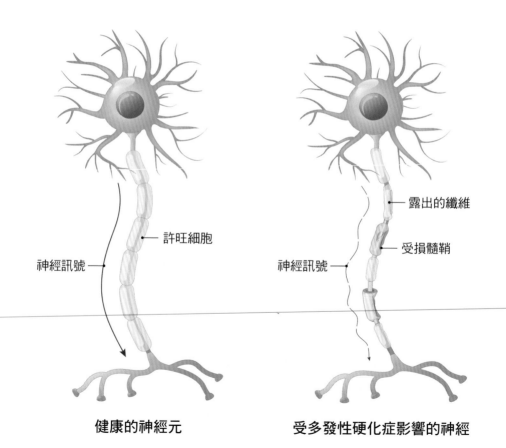

神經訊號	許旺細胞	露出的纖維
		受損髓鞘
		神經訊號

健康的神經元　　　　　　受多發性硬化症影響的神經

神經纖維的外面包裹著一層叫「髓鞘」的物質，髓鞘就像在電線外包塑膠皮一樣，讓不同的電線不致短路，同時髓鞘還可以加速我們神經訊號的傳導。

當這些髓鞘被破壞後，我們神經訊號的傳導就會變慢甚至停止，因而在中樞神經系統中產生大小不一的塊狀髓鞘脫失而產生症狀。所謂「硬化」指的是這些髓鞘脫失的區域，會因為組織修復的過程中所產生的疤痕組織而變硬，這些硬塊可能會有好幾個，隨著時間的進展，新的硬塊也可能出現，所以稱作「多發性硬化症」。

多發性硬化症的症狀依其所影響的神經組織而定，患者可能出現視力受損（視神經病變）、肢體無力、平衡失調、行動不便、麻木、感覺異常、口齒不清、暈眩、大小便機能失調等症狀。這些症狀因人而異，嚴重程度也不盡相同，症狀可能會減輕或消失，消失後也可能再發作，其機制與發展無法加以預測。

針對多發性硬化症，目前尚未有可治癒的藥物面世，但是對於控制病情及疾病所帶來的後遺症，仍有許多的治療方法。僵硬、痙攣、疼痛、大小便機能失常等因疾病而出現的症狀，透過合併藥物及復健的治療皆可改善。 許多醫師也發現，抱持著樂觀態度並積極接受治療與復健的多發性硬化症患者，往往更容易得到症狀的改善，甚至回到正常生活。

對其他治療的加成功效

全身振動訓練是一種快速而幾乎全身各個部位的感受器都可以接受到有效刺激的一種訓練方法，感受器在接收到刺激後，再將刺激傳給神經系統，由神經系統對機體的肌肉和骨骼進行控制和影響。

全身振動訓練對於多發性硬化症患者的治療，初步是可行的。Uszynski 等人（2016）[12] 研究對多發性硬化症（People with Multiple Sclerosis, PwMS）患者，在相同的持續時間和強度下，全身振動訓練是否比一般標準運動更有效果。27 個平均年齡 48.1 歲的多發性硬化症患者參與研究，全身振動訓練介入具有低退出率（11.1％）和高順應性（90％），對多發性硬化症患者是可行的。數據表明，每組中 52 個樣本對於 6 分鐘步行測試，具有 80％的功效和 5％的顯著性，足以檢測中等的效果。對於第 5 蹠趾關節和足跟的振動起始值，發現有利於標準運動之大的效應，沒有發現肌肉力量，平衡或步態的組間差異。數據表明，加入全身振動訓練對多發性硬化症患者的其他治療的效果是可行的，而且沒有不良反應。

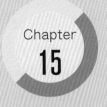

Chapter
15

憂鬱症

本章導讀

　　眾多研究顯示，運動可以有效改善成人憂鬱症，而全身振動訓練是一種被動式的肌肉訓練，同樣具有抗抑鬱的作用。根據最新研究顯示，經過六週的全身振動訓練後，緩解率為 39.7%，到了第 26 週，緩解率更達到 66%，顯見全身振動訓練提供憂鬱症患者另一種可長期進行的輔助性治療選擇。

現代人因為心理因素而導致生理疾病的情況屢見不鮮。多年來，專家學者不斷研究證實，藉由改變生理狀態，同樣可以拂去心理的陰霾，讓人重獲活力與精神。本章中通過數據顯示，在接受全身振動的被動介入訓練之後，能緩解壓力，促使產生抗抑鬱效果，實為有效的輔助治療選擇。

憂鬱症成因與族群

隨著社會多元且節奏快速的發展，憂鬱症可能是下一個世紀排名第二的健康殺手。由於人際關係和工作不穩定感增加，以及環境用藥與化工毒素的危害，多重的壓力促使罹患憂鬱症的人愈來愈多。

觀諸憂鬱症的病因包含**生物性、心理性、社會性**三個層面。根據臨床上推論，憂鬱症是由腦中神經傳導物質，如血清素（serotonin）、正

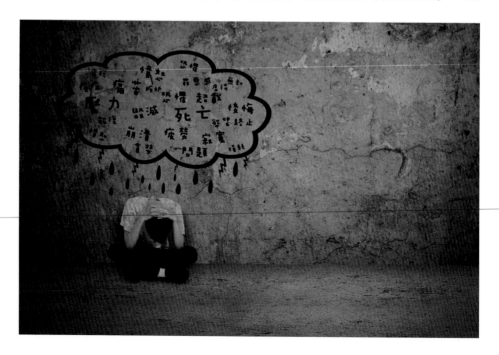

腎上腺素（norepinephrine）或多巴胺（dopamine）不平衡所造成。以上的推論是利用逆向推理，當患者服用抗憂鬱症藥物時，能使這些傳導物質在腦中維持穩定，原本負向的情緒以及思考也會跟著穩定。面對同一件事情，原本可以泰然自處，甚至一笑置之，但是因為憂鬱症，使得這類傳導物質在腦中無法維持穩定的狀態，導致面對同一件事情，卻會產生負向思考，甚至嚴重時會想不開。

生活壓力事件，體質的脆弱性，支持系統功能不彰，以及性格因素等皆為罹患憂鬱症的可能原因。抗憂鬱藥物治療主要是針對生物性病因，尤其是對於病情較為顯著的憂鬱症患者，透過調節大腦神經傳導物質的活性，達到治療的效果。

青少年憂鬱症患者經常感受到嚴重絕望感與疏離感。婦女罹患憂鬱症的比例是男性的兩倍，尤其在生產之後，體內的賀爾蒙混亂，加上生活壓力，容易在生產後第一個月出現憂鬱症，稱為「產後憂鬱症」。老人憂鬱症的患者經常抱怨身體不適，並且有更多的焦慮情緒。

⊕ 走出陰霾的附加治療

愈來愈多的證據表明，運動在成人憂鬱症治療中的有效性，但關於青少年的臨床試驗卻很少。由於憂鬱症的內在症狀（缺乏活力與運動動力不足），耐力訓練形式特別是在治療的最初幾週可能過於苛刻。與心血管訓練（cardiovascular training）相比較，Wunram 等人（2018）[13] 利用全身振動裝置進行易於執行的被動肌肉訓練（passive muscular training），具有相同的抗抑鬱作用，兩者均作為常規治療（Treatment As Usual, TAU）的附加物施用，兩種訓練介入措施（全身振動訓練與心血管訓練）的反應都更優於常規治療。在 2 年內，納入了 64 名年齡

在 13-18 歲之間的初期憂鬱住院患者，以兩種訓練方式進行了為期 6 週的有監督的積極訓練。在介入前和第 6 週、第 14 週和第 26 週後，通過自我報告（Depressions Inventar für Kinder und Jugendliche, DIKJ）評估憂鬱症狀。與常規治療（TAU）相比，兩組均較早恢復，更強烈的通過 DIKJ 評分測量，全身振動訓練組在第 6 週後即顯示出此種趨勢。在第 26 週後，兩個介入組的憂鬱症狀減少均有統計學意義。第 6 週後，全身振動訓練組的緩解率為 39.7％，第 26 週後為 66％，而常規治療（TAU）後第 26 週為 25％。這些結果為全身振動訓練的有效性，與作為初期憂鬱青少年的附加治療，提供了合格的支持。

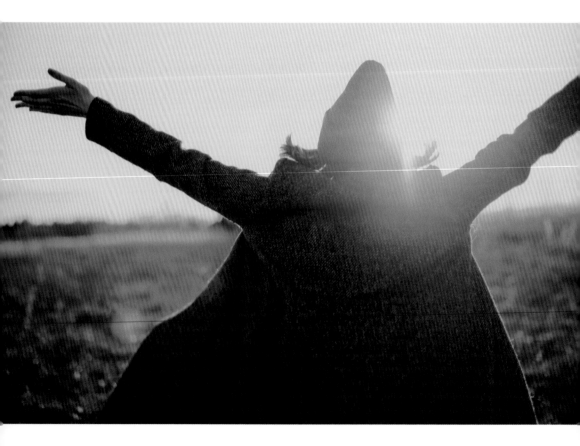

憂鬱症自我評估量表

以下是由董氏基金會製作的「台灣人憂鬱症量表」㊟，讀者可以自行檢測，情緒是否有異。測驗並非診斷，如果經測驗自覺有憂鬱症傾向，請尋求專業醫師協助。

	沒有或極少 每週：1 天以下	有時候 每週：1-2 天	時常 每週：3-4 天	常常或總是 每週：5-7 天
1. 我常常覺得想哭				
2. 我覺得心情不好				
3. 我覺得比以前容易 發脾氣				
4. 我睡不好				
5. 我覺得不想吃東西				
6. 我覺得胸口悶悶的 （心肝頭或胸坎綁 綁）				
7. 我覺得不輕鬆、不 舒服（不爽快）				
8. 我覺得身體疲勞虛 弱、無力（身體很 虛、沒力氣、元氣 及體力）				
9. 我覺得很煩				
10. 我覺得記憶力不 好				
11. 我覺得做事時無法 專心				

	沒有或極少 每週：1天以下	有時候 每週：1-2天	時常 每週：3-4天	常常或總是 每週：5-7天
12. 我覺得想事情或做事時，比平常要緩慢				
13. 我覺得比以前較沒信心				
14. 我覺得比較會往壞處想				
15. 我覺得想不開、甚至想死				
16. 我覺得對什麼事都失去興趣				
17. 我覺得身體不舒服（如頭痛、頭暈、心悸或肚子不舒服…等）				
18. 我覺得自己很沒用				

註 授權引用自行政院國家科學委員會 93 年 11 月 17 日台會綜三字第 0930052121 號函

董氏基金會「台灣人憂鬱症量表」，可網上填寫後，進一步得知檢測結果。

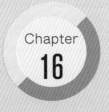

Chapter
16

健康另一章：
全身水平週期性律動

本章導讀

　　介紹水平往復律動運動方式，這也是非侵入性安全而被動式的運動，透過躺在平台上利用機械規律式的來回水平律動，將可以產生血流剪應力而產生有益人體的一氧化氮，並進而促使血管擴張，所衍伸的身體反應將是促進血液循環、解除痠痛、放鬆肌肉、降低僵硬狀態，以及增加關節活動性的正面效果，是一個安全有益的全身被動式的運動。

全身水平週期性律動概說

　　非侵入式的全身振動方式，除了前述的垂直運動之外，水平移動也是另一個保健的選擇，全身水平週期性律動，在翻查國外醫療相關的研究論文就會發現，只有打上正確的關鍵字才可以找到，國外學者稱為 Whole Body Periodic Acceleration（WBPA），直譯就是全身週期性加速，另外，有些學者也會寫 pGz，這是 G-force 重力或 Gravitational force 地心引力的描述，因為加速會產生重力的問題，Gz 的意思就是從頭到腳或是從腳到頭，這是從戰鬥機飛行員的重力術語延伸引用的，而 p 就是 periodic 週期性，所以簡稱為 pGz。

　　如果直譯全身週期性加速，這應該很少人會看懂是什麼東西，也無法和施作的機器有認知的關聯性，因為這是一種可以躺在特殊設計的平台，來回反覆從頭部到腳部，水平方向的等速度來回規律移動，律動的速度依個人身體狀況給予不同的選擇，所以稱為「全身水平週期性律動」較為適合。

　　這也是二十年來國際醫學新興療法，也是非侵入式安全的運動，目前已經累積數百篇的臨床醫學期刊論文及博碩士論文，大多數的論文都顯示這樣的全身水平週期性律動可以增加人體的血流量，以及降低血管阻力。

　　施以等速度規律的水平週期性律動，其作用的原理就是利用機械性的移動，人體被動式地受到律動的衝擊力，這個衝擊力沿著人體脊椎方向做水平運動，對於人體的血管產生適度的血流剪應力，這個血流剪應力分別來自於本身心臟搏動的脈衝產生的水平作用力，以及水平週期性律動所產生脈衝的水平作用力，這些多重作用力會疊加而加大，不僅會大幅度提升身體的血流量，同時刺激血管的內皮細胞組織，釋放出前列

腺素、纖維溶解蛋白酶、脂聯素，分別對身體有血管擴張、降低凝血因子和活化血管，以及增加胰島素的敏感度的效果，同時內皮細胞組織更分泌大量而重要的的一氧化氮。

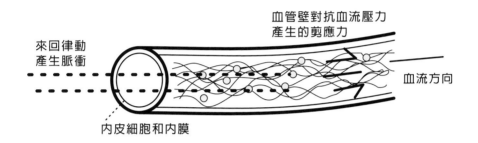

來回律動
產生脈衝

血管壁對抗血流壓力
產生的剪應力

血流方向

內皮細胞和內膜

一氧化氮對於人體有很多正面的幫助，它是一種比氧氣分子更小的氣體，在心血管上有顯著的作用，能使血管周圍的平滑肌細胞接收信號後舒張，使血管擴張，降低血管阻力；一氧化氮也可以很容易穿透血管壁，活化全身細胞，進而達到鬆弛血管、抗發炎、抗血栓、抗氧化等保護心血管相關疾病的正面效應。因此，對現代人無法或是較少機會去運動而言，這種非侵入性的水平週期性律動，將可以達到促進血液循環、解除痠痛、放鬆肌肉、降低僵硬狀態，以及增加關節活動性的正面效果，是一個安全有益的全身被動式的運動。

一般而言，在振幅 2 公分，頻率每分鐘 140 次時的剪應力表現，可以釋出最多的一氧化氮，最適合人體；隨著研究資料不斷地發表，目前這種運動方式是對於腦部、心血管疾病，以及保健方面最安全最有效的方式之一。

🛡 安全性與適用性

　　全身水平週期性律動所使用的設備在美國聯邦食品暨藥物管理局是歸屬「第 1 級醫療器材」，這是屬於低風險而不需要管制的運動器材，在美國及歐盟的使用範圍如下：放鬆肌肉和舒緩痠痛，促進血液循環，緩解早晨起床所產生的僵硬不適感，以及增加關節的活動性。

　　歐盟和加拿大更增列了以下四項適用範圍：

- 降低肌纖維的慢性疼痛
- 增快遲發性肌肉痠痛 DOMS 的恢復能力
- 對於周邊動脈疾病 PDA 患者有改善血液循環的效率
- 對於冠狀動脈疾病患者有增加血液循環的能力

　　綜合論之，這個已經被證實為一種安全簡單有效的一種被動式運動，對人體的健康有以下的好處：

- 對於預防與改善周邊微血管循環及疾病有正面的幫助。
- 對於細胞抗氧化力，增加急救時存活率有正面的幫助。
- 對於降低心肌梗塞風險與後遺症產生有正面的效果。
- 對於預防與改善糖尿病與高血壓有正向反應。
- 急救時對於降低心血管因缺氧的後遺症有滿意的效果。
- 對於預防與改善缺氧性心臟病有正面的幫助。
- 對於預防與改善腦梗塞、血栓中風有正面的幫助。
- 對於肺動脈高血壓有正面效應，也有利於提升心肺功能。

　　因此，對於以下的疾病患者，全身水平週期性律動的設備將是一個可以選擇的保健和改善的設備：肥胖族群身材雕塑者、陳代謝症候群、腸胃功能退化者、老年人運動健身、膝關節組織退化者、身體障礙不良於運動者、肝腎功能異常者、失眠和睡眠品質低落者、糖尿病、高血

壓、腎功能疾病者、自律神經系統失衡者、增加或維持骨密度者、發育中的青少年、腦心血管疾病者、荷爾蒙失調者。

臨床實驗研究成果

Fukuda（2010）[114] 等人使用「被動式運動」的設備，也就是現在我們稱為全身水平週期性律動（WBPA），根據既往的研究認為這樣的運動可以增加脈動的剪切應力以改善內皮功能。所以他們就使用多普勒心臟超音波（TTDE）研究全身水平週期性律動對於有冠狀動脈疾病的患者（CAD），在冠狀動脈的血流儲備（CFR）方面是否有短期的影響。

本研究找了 15 位健康的受試者，和 20 名 CAD 患者，他們在做 WBPA 之前和之後都立刻做了 CFR 的檢查，以確定變化的差異性。整個實驗過程使用 WBPA 設備患者都沒有產生任何併發症的情況，而且測試前後心率和收縮壓都沒有顯著差異。實驗結果顯示，全部 35 位的受試者的 CFR 從 3.3 ± 1.0 增加到 3.7 ± 1.1（$P < .001$），而經過心臟冠狀動脈電腦斷層檢查發現在 20 位 CAD 患者當中，有 8 位的左前降支動脈有顯著地變窄，但是經過 WBPA 之後，他們的 CFR 也從 2.4 ± 0.4 增加到 2.7 ± 0.5（$P < .01$），顯見全身水平週期性律動對於冠狀動脈有正面的健康效應。

Sackner（2005）[115] 等人找了 14 位健康的成年人和 40 位患有發炎症狀的患者，進行為時 45 分鐘的全身水平週期性律動，研究結果顯示，透過脈搏波形中的位置和舒張最末期的高度而計算出一個 a/b 比值，這個 a/b 比值如果增加可以反映一氧化氮的血管擴張作用，經過全身水平週期性律動後，a/b 比值在律動當中有顯著性的上升，過了 5 分鐘就回復到原先的基線，這個實驗說明了全身水平週期性律動對於血管擴張有

正面的效應。

　　Sakaguchi（2012）⑯等人針對第二型糖尿病患者使用全身水平週期性律動（WBPA）研究是否對其冠狀動脈微循環和葡萄糖耐受性有短期的影響。他們找了 8 位第二型糖尿病患者使用 45 分鐘的律動過程，研究結果顯示冠狀動脈的血流儲備（CFR）從 2.3±0.3 增加到 2.6±0.4（P=0.02），血清胰島素水平從 26±19 IU/ml 降低到 19±15 IU/ml（P=0.01），總體脂肪激素從 11.6±7.3 g/ml 增加到 12.5±8.0 g/ml（P=0.02），高分子量脂聯素從 4.9±3.6 g/ml 增加到 5.3±3.9 g/ml（P=0.03），血清葡萄糖水平穩定在 207±66 mg/dl 到 203±56 mg/dl（P=0.8），從以上的數據變化可知，全身水平週期性律動可以改善第二型糖尿病患者的冠狀動脈微循環和葡萄糖耐受性。

　　Matsumoto（2008）⑰等人找了 26 位久坐的受試者（44±3 歲），隨機分配兩組，一組為保持久坐不動，一組進行 4 週的全身水平週期性律動，然後進行交叉訓練。這個水平律動平台以 2-3Hz 和大約 ±2.2 cm/s 的規律運動持續 45 分鐘。研究顯示血管介導的擴張程度從 7.3±0.4% 顯著增加到 8.4±0.4%，這對於因為工作時間或其他因素限制身體活動的現代人而言，全身水平週期性律動不啻是一項可以被動運動也能夠維持健康的一個好方法。

附錄

Appendix

① 劉北湘（2011）。振動訓練對肌肉彈性成分的影響。成都體育學院學報，37(9): 55-59。

② Rittweger, J.(2010). Vibration as an exercise modality: how it may work, and what its potential might be. European Journal of Applied Physiology, 108(5): 877-904.

③ Milanese, C.; Piscitelli, F.; Zenti, M.G.; Moghetti, P.; Sandri, M.; Zancanaro, C.(2013). Ten-week whole-body vibration training improves body composition and muscle strength in obese women, International Journal of Medical Sciences, 10(3): 307-311.

④ Cidem, M.; Karacan, I.; Diracoglu, D.; Yildiz, A.; Kucuk, S.H.; Uludag, M.; Karamehmetoglu, S.S.(2014). A randomized trail on the effect of bone tissue on vibration-induced muscle strength gain and vibration-induced reflex muscle activity, Balkan Medical Journal, 31(1): 11-22.

⑤ Cristi-Montero, C.; Cuevas, M.J.; Collado, P.S.(2013). Whole-body vibration training as complement to programs aimed at weight loss. Nutricion Hospotalaria, 28(5): 1365-1371.

⑥ Vissers, D.; Verrijken, A.; Mertens, I.; Van Gils, C.; Van de Sompel, A; Truijen, S.; Van Gaal, L.(2010). Effect of long-term whole body vibration training on visceral adipose tissue: A preliminary report, Obesity Facts, 3(2): 93-100.

⑦ Swolin-Eide, Diana; Magnusson, Per(2020), Does whole-body vibration treatment make children's bones stronger? Current Osteoporosis Reports, 18: 471-479.

⑧ Artero, E.G.; Espada-Fuentes, J.G.; Argiielles-Cienfuegos, J.; Roman, A.; Gomez-Lopen, P.J.; Gutierrez, A.(2012) Effects of whole-body vibration and resistance training on knee extensors muscular performance, Eur. J. Appl. Physiol, 112: 1371-1378.

⑨ Oh, Sechang; Oshida, Natsumi; Someya, Noriko; Maruyama, Tsuyoshi; Isobe, Tomoniri; Okamoto, Yoshikazu; Kim, Taeho; Kim, Bokun; Shoda, Junichi (2019). Whole-body vibration for patients with nonalcoholic fatty liver disease: a 6-month prospective study. Physiological Reports, 7(9), e14062.

⑩ Maher, C.; Underwood, M.; Buchbinder, R.(2017). Non-specific low back pain, Lancet, 389(10070): 736-747.

⑪ Brinjikji, W.; Luetmer, P.H.; Comstock, B. et al.(2015). Systematic literature review of imaging features of spinal degeneration in asymptomatic populations, Am J Neuroradiol, 36(4): 811-816.

⑫ Maeda, N.; Urabe, Y.; Sasadai, J. et al.(2016). Effect of whole-body vibration training on trunk-muscle strength and physical performance in healthy adults: preliminary results of a randomized controlled trail, J Sport Rehabil, 25(4): 357-363.

⑬ Ye, J.; Ng, G.; Yuen, K.(2014). Acute effects of whole-body vibration on trunk muscle functioning in young healthy adults, J Strength Cond Res, 28(10): 2872-2879.

⑭ Marin P.J.; Hazell, T.J.(2014). Effects of whole-body vibration with an unstable surface on muscle activation, J Musculoskelet Neuronal Interact, 14(2): 213-219.

⑮ Blasimann, A.; Fleuti, U.; Rufener, M. et al.(2014). Electromyographic activity of back muscles during stochastic whole body vibration, J Musculoskelet Neuronal Interact, 14(3): 311-317.

⑯ del Pozo-Cruz, B.; Hernandez, Mocholi M.A.; Adsuar, J.C. et al.(2011) Effects of whole body vibration therapy on main outcome measures for chronic non-specific low back pain: a single-blind randomized controlled trail, J Rehabil Med, 43(8): 689-694.

⑰ Maddalozzo, G.F.; Kuo, B.; Maddalozzo, W.A. et al.(2016) Comparison of 2 multimodal interventions with and without whole body vibration therapy plus traction on pain and disability in patients with nonspecific chronic low back pain, J Chiropr Med, 15(4): 243-251.

⑱ 王雪強（2016）。核心穩定訓練對非特異性腰痛患者神經肌肉功能的作用。上海：上海體育學院。

⑲ Maeda, N.; Urabe, Y.; Sasadai, J.; et al.(2016) Effect of whole-body-vibration training on trunk-muscle strength and physical performance in healthy adults: preliminary results of a randomized controlled trial, J Sport Rehabil, 25(4): 357-363.

⑳ Ye, J.; Ng, G.; Yuen, K.(2014) Acute effects of whole-body vibration on trunk muscle functioning in young healthy adults, J Strength Cond Res, 28(10): 2872-2879.

Chapter **4** 糖尿病

㉑ Del, P.B.; Alfonso-Rosa, R.M.; Pozo-Cruz, J.D. et al.(2014). Effects of a 12-wk whole-body vibration based intervention to improve type 2 diabetes, Maturitas, 77(1): 52-58.

㉒ Sanudo, B., Alfonso-Rosa, R., Del Pozo-Cruz, B., et al.(2013) Whole body vibration training improves leg blood flow and adiposity in patients with type 2 diabetes mellitus, Appl Physiol, 113(9): 2245-2252.

㉓ Del, P-CB.; Alfonso-Rosa R.M.; Del, P-CJ. et al.(2014). Effects of a 12-wk whole-body vibration based intervention to improve type 2 diabetes, Maturitas, 77(1): 52-58.

㉔ Lee, K.; Lee, S.; Song, C.(2013). Whole-body vibration training improves balance, muscle strength and glycosylated hemoglobin in elderly patients with diabetic neuropathy, Tohoku Journal of Experimental Medicine, 231(4): 305-314.

㉕ Johnson, P.K.; Feland, J.B.; Johnson, A.W. et al.(2014). Effect of whole body vibration on skin blood flow and nitric oxide production, Journal of Diabetes Science & Technology, 8(4): 889-9=894.

㉖ Rodriguez, R.G.; Nunez, C.L.; Alessi, M.A. et al.(2017). Effect of mechanical vibration on transcutaneous oxygen levels in the feet of type 2 diabetes mellitus patients, Medicina Clinica, 148(1): 16-19.

㉗ Johnson, P.K.; Feland, J.B.; Johnson, A.W.; Mack, G.W.; Mitchell, U.H.(2014). Effect of whole body vibration on skin blood flow and nitric oxide production, J. Diabetes Science and Technology, 8: 889-894.

㉘ Lee, K.(2017). Effects of whole-body vibration therapy on perception thresholds of type 2 diabetic patients with peripheral neuropathy: a randomized controlled trial, J. Phys. Ther. Sci., 29: 1684-1688.

㉙ Erceg, David Ned Vames(2011), The effects of whole body vibration exercise on metabolic systems in overweight Latino boys, Dissertation for the Degree Doctor of Philosophy, Faculty of the USC Graduate School, University of Southern California, August 2011.

㉚ Maria das Graças Bastos Licurci, Alessandra de Almeida Fagundes, Emilia Angela Lo Schiavo Arisawa(2017). Whole body vibration and blood glucose levels in elderly people: a pilot study, Sci Med., 27(4): 27604.

Chapter 5 骨質疏鬆症

㉛ Gallego, M.P.O.; Lopez, P.B.; Armero, M.A.T.; Aleman, J.A.; Albero, J.S.; Lopez, P.J.T.(2015). Metabolic syndrome and its components in Spanish postmenopausal woman. Nutricion Hospitalaria, 32(2), 656-666.

㉜ 薛昊罡、冷冰、馬恩元（2011）。吉林市絕經後女性骨質疏鬆發病情況調查。現代預防醫學，38(20)：4135-4137。

㉝ 楊濤濤、呂曉紅、任風華（2012）。老年骨質疏鬆性骨折患者的危險因素與干預措施。現代預防醫學，39(11)：2756-2757, 2760。

㉞ Jepsen, Ditte Beck; Masud, Tahir; Holsgaard-Larsen, Anders; Hansen, Stinus; Jorgensen, Niklas Rye; Ryg, Jesper (2020). The combined effect of parathyroid hormore (1-34) and whole-body vibration exercise on physical performance in Osteoporotic women (PaVOS study): a secondary analysis from a randomized controlled trial. BMC Sports Science, Medicine and Rehabilitation, 12:54.

㉟ 劉國華（2017）。全身振動訓練對 25-35 歲女性骨密度的影響研究。蘭州文理學院學報（自然科學版），31(4)：89-93。

㊱ Oliveira, L.C.; Oliveira, R.G.; Pires-Oliveira, D.A.(2016) Effects of whole body vibration on bone mineral density in postmenopausal women: a systematic review and meta-analysis. Osteoporos Int, 27(10): 2913-2933.

㊲ Lai, C.L.; Tseng, S.Y.; Chen, C.N.; et al.(2013) Effect of 6 months of whole body vibration on lumbar spine density in postmenopausal women: a randomized controlled trial. Clin Interv Aging, 8, 1603-1609.

㊳ Rohlmann, A.; Schmidt, H.; Gast, U. et al.(2014) In vivo measurements of the effect of whole body vibration on spinal loads. Eur Spine J, 23(3), 666-672.

㊴ Yarar-Fisher, C.; Pascoe, D.D.; Gladden L.B.; et al.(2014) Acute physiological effects of whole body vibration (WBV) on central hemodynamics, muscle oxygenation and oxygen consumption in individuals with chronic spinal cord injury, Disabil Rehabil, 36(2): 136-145.

㊵ Herrero, A.J.; Men, ndez H.; Gil, L. et al.(2011) Effects of whole-body vibration on blood flow and neuromuscular activity in spinal cord injury, Spinal Cord, 49(4): 554-9.

㊶ Lam, T.P.; Ng, B.K.; Cheung, L.W. et al.(2013) Effect of whole body vibration (WBV) therapy on bone density and bone quality in osteopenic girls with adolescent idiopathic scoliosis: a randomized, controlled trial, Osteoporos Int, 24(5): 1623-1636.

㊷ 沈艷梅、安平、許鑫華、呂燕（2017）。全身振動訓練對骨質減少人群骨密度的影響。公共衛生與預防醫學，28(2)：56-59。

㊸ Corrie, H.; Brookewavell, K.; Mansfield, N.J. et al.(2015) Effects of vertical and side - alternating vibration training on fall risk factors and bone turnover in older people at risk of falls, Age & Ageing, 44(1): 115-122.

㊹ Lipardt, A.M.; Schipilow, J.; Hanley, D.A. et al.(2015) Bone quality in osteopenic postmenopausal is not improved after 12 months of whole-body vibration training, Osteoporosis International, 26(3): 911-920.

㊺ Liphardt, G.C.; Shoepe, T.C.; Almstedt, H.C.(2012) Whole body vibration training is osteogenic at the spine in College-Age men and women, Journal of Human Kinetics, 31(11): 55-68.

㊻ 李顯（2016）。振動訓練對 20-22 歲女大學生骨密度的影響。北京：北京體育大學。

㊼ 潘瑋敏、于珊珊、楊建昌（2012）。不同頻率 WBV 刺激對體育專業女大學生骨礦密度及骨代謝影響的實驗研究。當代體育科技，2(28): 7-8, 12。

㊽ 沈艷梅、許鑫華（2015）。振動訓練對 35-49 歲和 50-65 歲女性骨密度與平衡能力的影響。浙江體育科學，37(3): 97-101, 127。

㊾ 陸鐵、仲維佳、周君琳（2012）。全身振動對預防老年女性骨質疏鬆性骨折的作用。中華臨床醫師雜誌（電子版），6(5): 1113-1116。

㊿ 萬德花、鐘菁、張志焱（2010）。中老年超重及肥胖人群對應力式振動治療防治骨質疏鬆效果的比較。四川醫學，31(8): 1047-1049。

(51) 李志香、馬超、張春林（2010）。振動對骨與關節病的影響。中國組織工程研究與臨床康復。14(39): 7273-7276。

(52) Zaki, M.E.(2014). Effects of whole body vibration and resistance training on bone mineral density and anthropometry in obese postmenopausal woman. Journal of Osteoporosis, 2014, 1-6.

53 Park, S.Y.; Son, W.M.; Kwon, O.S.(2015). Effects of whole body vibration training on body composition, skeletal muscle strength, and cardiovascular health, Journal of Exercise Rehabilitation, 11: 289-295.

54 Gholoum, Mahmoud S.M.A.(2015). The Effects of Whole Body Vibration on Peripheral Cardiovascular Function, the dissertation for the Degree of Doctor of Philosophy in Sport and Exercise Science, Heriot Watt University, School of life Sciences Edinburgh, United Kingdom, July 2015.

55 Huang, M.; Yang, C.Y.; Marco, Y.C.; Pang, J.(2018). Use of whole body vibration in individuals with chronic stroke: Transmissibility and signal purity, Biomechanics, 73: 80-91.

56 Tankisheva, E., Bogaerts, A., Boonen, S. et al.(2014) Effects of intensive whole-body vibration training on muscle strength and balance in adults with chronic stroke: a randomized controlled pilot study, Arch Phys Med Rehabil, 95(3):439-446.

57 Huang, Meizhen; Pang, Marco Y.C.(2019). Muscle activity and vibration transmissibility during whole-body vibration in chronic stroke. Scand J Sci Sports, 29: 816-825.

58 Figueroa, A., Kalfon, R., Madzima T.A. et al.(2014) Effects of whole-body vibration exercise training on aortic wave reflection and muscle strength in postmenopausal women with prehypertension and hypertension, Hum Hypertens, 28(2): 118-122.

59 Figueroa, A.; Kalcon, R.; Madzima, T.A. et al.(2014) Whole-body vibration exercise training reduces arterial stiffness in postmenopausal women with prehypertension and hypertension, Menopause, 21(2): 131-136.

Chapter **7** 老年疾病

60 Perchthaler, D.(2014). Development and evaluation of recommendations for whole-body vibration training: aspects of vibration loads and training protocols, in Sportwiss. Chemnitz University of Technology: Chemnittz.

61 Wei, N.; Pang, Y.; Smng, S.; Fang, G.Y.(2017). Optimal frequency/time combination of whole body vibration training for developing physical performance of people with sarcopenia: a randomized controlled trial, Clinical Rehabilitation, 31: 1313-1321.

62 Iwamoto, J.; Sato, Y.; Takeda, T. et al.(2012). Whole body vibration exercise improves body balance and walking velocity in postmenopausal osteoporotic women treated with alendronate: Galileo and Alendronate intervention trail(GAIT), J Musculoskelet Neuronal Interact, 12(3): 136-143.

63 Beck, B.R.; Norling, T.L.(2010). The effect of 8 mos of twice-weekly low or higher intensity whole body vibration on risk factors for postmenopausal hip fracture, Am J Phys Med Rehabil, 89(12): 997-1009.

64 Orr, R.(2015). The effect of whole body vibration exposure on balance and functional mobility

in older adults: a systematic review and meta-analysis, Maturitas, 80(4): 342-358.

(65) Lee, K.; Lee, S.; Song, C.(2013). Whole-body vibration training improves balance, muscle strength and glycosylated hemoglobin in elderly patients with diabetic neuropathy, Tohoku J Exp Med, 231(4): 305-314.

(66) Lam, F.M.H.; Chan, P.F.L.; Liao, L.R.; Woo, J.; Hui, E.; Lai, C.W.K.; Kwok, C.K.; Pang, M.Y.C.(2018). Effects of whole-body vibration on balance and mobility in institutionalized older adults: a randomized controlled trial, Clinical Rehabilitation, 32: 462-472.

(67) Schlee, G.; Reckmann, D.; Milani, T.L.(2012). Whole body vibration training reduces plantar foot sensitivity but improves balance control of healthy subjects, Neuroscience Letters, 506: 70-73.

(68) 吳柏翰、陳柏翰、陳明宗（2013）。全身性振動伸展訓練對女性高齡者功能性體適能之影響。體育學報，46(4)，339-350。

(69) Bemben, Debra; Stark, Christina; Taiar, Redha; Bernardo-Filho, Mario(2018). Relevance of whole-body vibration exercises on muscle strength/power and bone of elderly individuals, Dose-Response: An International Journal, 16(4): 1-7.

(70) Licurci, M.G.B.; Fagundes, A.A.; Arisawa, E.A.I.S.(2018) Acute effects of whole body vibration on heart rate variability in elder people, J. Bodywork & Movement Therapies, 22: 618-621.

(71) 賴芝錦（2016）。以系統性回顧與網絡統合分析比較阻力訓練、耐力訓練與全身振動系統於治療老年人肌少症之成效。國立台灣大學公共衛生學院流行病學與預防醫學研究所碩士論文。

(72) Cristi, C.; Collado, P.S.; Marquez, S.; Garatachea, N.; Cuevas, M.J.(2014) Whole-body vibration training increases physical fitness measures without alteration of inflammatory markers in older adults, European Journal of Sport Science, 14(6): 611-9.

(73) Salmon, J.R.; Roper, J.A.; Tillman, M.D.(2012). Does acute whole-body vibration training improve the physical performance of people with knee osteoarthritis, J Strength Cond Res, 26(11): 2983-2989.

(74) Park, Y.G.; Kwon, B.S.; Park, J.W. et al.(2013). Therapeutic effect of whole body vibration on chronic knee osteoarthritis, Ann Rehabil Med, 37(4): 505-515.

(75) Larissa, B.; Bert, H. Jacobson(2014) Acute effects of whole-body vibration training or walking on hamstring flexibility in older adults, Medicine & Science in Sports & Exercise, 46(5 Suppl): S176.

Chapter 8 健身訓練增強肌力

(76) Musumeci, G.; Funct, J.(2017).The Use of Vibration as Physical Exercise and Therapy, Morphol. Kinesiol. 2: 17-26.

(77) Pollock, Ross D.;Provan, Sally; Martin, Finbarr C.; Newham, Di J.(2011).The effects of whole

body vibration on balance. Joint position sense and cutaneous sensation, Eur. J. Appl. Physiol, 111: 3069-3077

78 Liane, L.; Cunha, D.; Moreira, E.; Soares, D.; Fontoura, C.; Renata, C.; Heleno, E.; Jesus, P.; Tamini, S.; Satorio, A.; Bernardo, M.(2017). Can whole-body vibration exercise affect growth hormone concentration? A systematic review, Growth Factors, 35: 189-200.

79 Timon, R.; Tejero, J.; Sayavera, J.B.; Crespo, C.; Olcina, G.(2016). Effect s of whole-body vibration after eccentric exercise on muscle soreness and muscle strength recovery, J. Phys. Ther. Sci., 28: 1781-1785.

80 Lee, D.Y.(2017). Analysis of muscle activation in each body segment in response to stimulation intensity of whole-body vibration, J. Phys. Ther. Sci., 29: 270-273.

81 阮志鵬（2011）。全身振動協同蹲跳訓練效果優於單一種訓練，全身振動可加強蹲跳訓練的效果。國立台灣大學物理治療學研究所碩士論文。

Chapter 9 運動神經元的興奮性

82 袁艷、蘇彥炬、吳貽剛（2016）。振動訓練對肌肉 H 反射、T 反射和表面肌電信號的影響研究進展。中國運動醫學雜誌，35(6): 581-587。

83 Games, K.E.; Sefton, J.M.(2013) Whole-body vibration influences lower extremity circulatory and neurological function, Scand J Med Sci Sports 23(4): 516-523.

84 Sayenko, D.G.; Masani, K.; Alizadeh-Meghrazi, M. et al.(2010) Acute effects of whole body vibration during passive standing on soleus H-reflex in subjects with and without spinal cord injury, Neurosci Lett, 482(1): 66-70.

85 Cheng, H.Y.K.; Yu, Y.C.; Wong, A.M.K.; Tsai, Y.S.; Ju, Y.Y.(2015). Effects of an eight-week whole body vibration on lower extremity muscle tone and function in children with cerebral palsy, Research in Developmental Disabilities, 38: 256-261.

86 Huang, M; Liao, L.R.; Pang, M.Y.C.(2017). Effects of whole body vibration on muscle spasticity for people with central nervous system disorders: a systematic review, Clinical Rehabilitation, 31: 23-33.

87 Ji, Q.; He, H.; Zhang, C.;Lu, C.; Zhang, Y.;.Luo, X.; He, C.(2017). Effects of whole-body vibration on neuromuscular performance in individuals with spine cord injury: a systematic review, Clinical Rehabilitation, 31: 1279-1291.

88 Marin, P.J.; Garcia-Gutierrez, M.T.; Da Silva-Grigoletto, M.E. et al.(2015) The addition of synchronous whole-body vibration to battling rope exercise increases skeletal muscle activity. J Musculoskelet Nerronal Interact, 15(3): 240-248.

89 Baczyk, M.; Haluszka, A.; Mrowczynski, W. et al.(2013) The influence of a 5-wk whole body vibration on electrophysiological properties of rat hindlimb spinal motoneurons, J Neurophysiol, 109(11):2705-2711.

90 Marin, P.J.; Hazell, T.J.(2014) Effects of whole-body vibration with an unstable surface on

muscle activation, J Musculosketet Neuronal Interact, 14(2): 213-219.

(91) Blasimann, A.; Fleuti, U.; Rufener, M. et al.(2014) Electromyographic activity of back muscles during stochastic whole body vibration. J Musculoskelet Neuronal Interact, 14(3): 311-317.

Chapter 10 運動員下肢垂直力量與垂直高度

(92) 翁士航（2011）。成年女子體操選手透過振動訓練後下肢能力表現之分析。運動教練科學，24，109-116。

(93) 吳柏翰、葉乃菁、吳家慶（2011）。全身性振動伸展對減緩離心運度後延遲性肌肉酸痛之影響。大專體育學刊，13(4)，470-478。

(94) 朱文慶、黃軍晟、李淑惠、陳膺成（2012）。負重式振動訓練對男子軟式網球選手反應時間、移位速度及下肢爆發力的影響。運動教練科學，26，1-14。

(95) 沈志堅、宋映呈（2015）。8 週全身振動訓練對青年男子手球選手球速、移位速度與跳躍能力之影響。運動教練科學，第 40 期，31-45。

(96) Munoz, Jose J.(2015) Effects of controlled whole-body vibration training on reducing risk of falls among young adults with obesity, Department of Kinesiology, The University of TEXAS at EL PASO, Thesis for Master of Science.

(97) Yang, W.W.; Chou, L.W.; Chen, W.H. et al.(2017) Dual-frequency whole body vibration enhances vertical jumping and change-of-direction ability in rugby players, Journal of Sport & Health Science, 6(3): 346-351.

Chapter 11 運動傷害

(98) Fu, C.L.; Yung, S.H.; Law, K.Y.; Leung, K.H.; Lui, P.Y.; Siu, H.H.; Chan, K.M.; Am, J.(2013). The effect of early whole-body vibration therapy on neuromuscular control after anterior cruciate ligament reconstruction; a randomized controlled trial, Sports Medicine, 41: 804-814.

(99) Aminianfar, A.; Hedayati, R.; Bagheri, P. et al.(2016) Effects of whole body vibration on concentric torque of ankle invertor and evertor muscles in people with functional ankle instability, Koomesh, 18(2): 286-294.

(100) 徐珊珊（2018）。機械振動結合短時間小強度康復訓練對功能性踝關節不穩的影響。武漢：武漢體育學院。

(101) Tseng, S.Y.; Lai, C.L.; Chang, K.L. et al.(2016) Influence of whole-body vibration training without visual feedback on balance and lower-extremity muscle strength of the elderly: a randomized controlled trail, Medicine, 95(5): e2709.

(102) 賀慨、尹軍（2011）。全身振動力量訓練對踝關節肌力變化的影響。首都體育學院學報，23(5): 469-473。

(103) Jeong, Y.S.; Kim, J.H.(2017) Effects of whole body vibration exercise on lower extremity

muscle activity and balance ability in football player with chronic ankle instability, J Kor Phys Ther, 29(6): 293-298.

⑩④ Jin, Y.S.; Choi, Y.H.; Shim, J.K. et al.(2018) Effect of whole body vibration stimulation according to various frequencies on ankle instability, ankle range of motion and balance ability in adult with chronic ankle instability, Korean Soc Phys Med, 13(1): 63-72.

Chapter 12 復健

⑩⑤ Gloeckl, R.; Heinzelmann, I.; Seeberg, S.; Damisch, T.; Hitzl, W.; Kenn, K.(2015). Effects of complementary whole-body vibration training in patients after lung transplantation: a randomized controlled trial, J. Heart and Lung Transplantation, 34: 1455-1461.

⑩⑥ Pleguezuelos, E.; Perez, M.E.; Guirao, L. et al.(2013) Effects of whole body vibration training in patients with severe chronic obstructive pulmonary disease, Respirology, 18(6): 1028-1034.

⑩⑦ Gloeckl, R.; Heinzelmann, I.; Baeuerle, S. et al.(2012) Effects of whole body vibration in patients with chronic obstructive pulmonary disease - a randomized controlled trial, Respiratory Medicine, 106(1): 75-83.

⑩⑧ Herrero1, A.J.; Mene'ndez, H.; Gil, L.; Martı'n, J.; Martı'n1, T.; Garcı'a-Lo'pez, D.; Gil-Agudo, A. and Marı'n, P.J.(2011) Effects of whole-body vibration on blood flow and neuromuscular activity in spinal cord injury, Spinal Cord, 49: 554-559.

⑩⑨ Lythgo, N.; Eser, P.; de Groot, P.; Galea, M.(2009) Whole-body vibration dosage alters leg blood flow, Clin. Physiol. Funct. Imaging, 29: 53-59.

Chapter 13 唐氏症

⑩⑩ Villarroya, M.A.; Aguero, A.G.; Moros, T.; Trullen, E.G.; Casajus, J.A.(2013). Effects of whole body vibration training on balance in adolescents with and without Down syndrome, Research in Developmental Disabilities, 34: 3057-3065

⑪⑪ Saquetto, M.B.; Pereira, E.F.; Queriroz, R.S.; Silva, C.M.; Concelcao, C.S.; Neto, M.G.(2018). Effects of whole-body vibration on muscle strength, bone mineral content and density, and balance and body composition of children and adolescents with Down syndrome: a systematic review, Osteoporosis International 29: 527-533.

Chapter 14 多發性硬化症

⑪⑫ Uszynski, M.K.; Purtill, H.; Donnelly, A.; Coote, S.(2016). Comparing the effects of whole-body vibration to standard exercise in ambulatory people with Multiple Sclerosis: a randomized controlled feasibility study, Clinical Rehabilitation, 30: 657-668.

Chapter 15 憂鬱症

⑬ Wunram, H.L.; Hamacher, S.; Hellmich, M.; Volk, M.; Janicke, F.; Reinhard, F.; Bloch, B.; Zimmer, P.; Graf, C.; Schonau, E.; Lehmkuhl, G.; Bender, S.; Fricke, O.(2018).Whole body vibration added to treatment as usual is effective in adolescents with depression: a partly randomized, three-armed clinical trial in inpatients, Eur. Child Adolesc. Psychiatry, 27: 645-662.

Chapter 16 全身水平週期性律動

⑭ Fukuda, Shota, MD; Shimada, Kenei, MD; Kawasaki, Toshiro, RDCS; Kono, Yasushi, MD; Jissho Satoshi, MD; Taguchi, Haruyuki, MD; Maeda, Kumiko, RDCS; Yoshiyama, Minru, MD; Fujita, Masatoshi, MD; and Yochikawa, Junichi, MD, Osaka and Kyoto, Japan (2010). "Passive exercise" using whole body periodic acceleration: Effects on coronary microcirculation. American Heart Journal, Volume 159, Number 4.

⑮ Sackner, Marvin A., FCCP; Gummels, Emerance, MS; and Adams, Jose A., MD (2005). Nitric Oxide Is Released Into Circulation With Whole-Body, Periodic Acceleration. Chest, Vol. 127, Issue 1.

⑯ Sakaguchi, Mikumo, MD; Fukuda Shota, MD; Shimada, Kenei, MD, FJCC; Izumi, Yasukatsu, MD, Izumiya, Yasuhiro, MD; Nakamura, Yasuhiro, MD; Nakanishi, Koki, MD; Otsuka, Kenichiro, MD; Ogawa, Hisao, MD, FJCC; Yoshikawa, Junichi, MD, FJCC; Yochiyama, Minoru, MD, FJCC (2012). Preliminary observations of passive exercise using whole body periodic acceleration on coronary microcirculation and glucose tolerance in patients with type 2 diabetes. Journal of Cardiology, 60 (2012), 283-287.

⑰ Matsumoto, Tetsuya, MD; Fujita, Masatoshi, MD; Tasuhiro, Tarutani, MD; Yamane, Tetsunobu, MD; Takashima, Hitsunobu, MD; Nakae, Ichiro, MD; Horie, Minoru, MD (2008). Whole-Body Periodic Acceleration Enhances Brachial Endothelial Function. Circulation Journal, Vol. 72, 139-143.

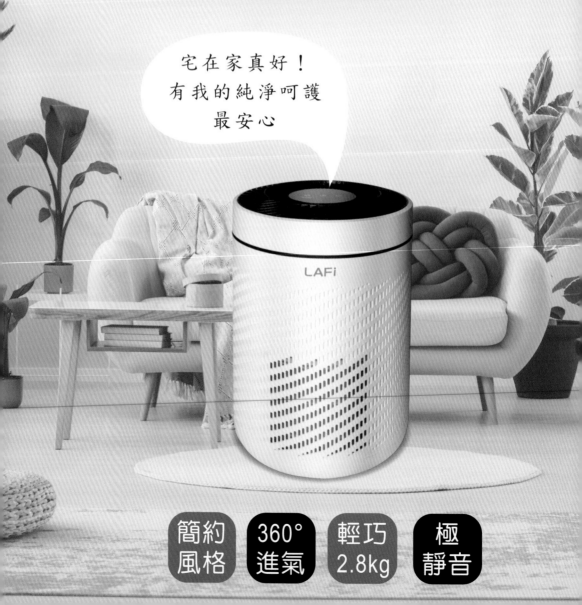

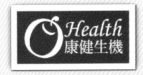

遠紅外線・健康毯

採用最先進的奈米「鍺遠紅外線纖維×快熱紗」

雙重發熱纖維・超越雙倍的保暖感

（洽各大有機通路）

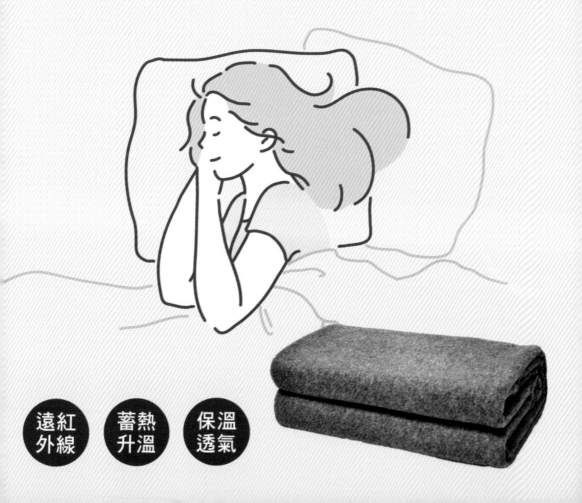

遠紅外線　蓄熱升溫　保溫透氣

國家圖書館出版品預行編目資料

物理的正向效應全身振動療法：2010年以後最新研究「振」走你的不舒服，有效改善常見的15種疾病問題 = Whole body vibration training／鄭世裕、原來合著.——初版.——臺中市：晨星出版有限公司，2021.12
　　面；公分.——（健康與運動；36）

ISBN 978-626-320-028-9（平裝）

1..健康法 2. 運動健康

411.1　　　　　　　　　　　　　　　　　　110018470

健康與運動 36

物理的正向效應
全身振動療法
——2010年以後最新研究
「振」走你的不舒服，有效改善常見的15種疾病問題。

可至線上填回函！

作者	鄭世裕 博士 & 原來 博士
主編	莊雅琦
執行編輯	洪 絹
校對	洪 絹、陳姵綾、原來
網路編輯	邱韻臻
封面設計	王大可
美術編排	林姿秀

創辦人	陳銘民
發行所	晨星出版有限公司
	407台中市西屯區工業30路1號1樓
	TEL：04-23595820　FAX：04-23550581
	E-mail：service-taipei@morningstar.com.tw
	http://star.morningstar.com.tw
	行政院新聞局局版台業字第2500號
法律顧問	陳思成律師
初版	西元2021年12月01日

讀者服務專線	TEL：02-23672044／04-23595819#230
讀者傳真專線	FAX：02-23635741／04-23595493
讀者專用信箱	service@morningstar.com.tw
網路書店	http://www.morningstar.com.tw
郵政劃撥	15060393（知己圖書股份有限公司）
印刷	上好印刷股份有限公司

定價 350 元
ISBN　978-626-320-028-9